암뿌리 제거

암뿌리 제거

초판 1쇄 인쇄 2012년 04월 27일
초판 1쇄 발행 2012년 05월 04일

지은이 | 박동래
펴낸이 | 손형국
펴낸곳 | (주)에세이퍼블리싱
출판등록 | 2004. 12. 1(제2011-77호)
주소 | 153-786 서울시 금천구 가산동 371-28 우림라이온스밸리 C동 101호
홈페이지 | www.book.co.kr
전화번호 | (02)2026-5777
팩스 | (02)2026-5747

ISBN 978-89-6023-789-6 03510

이 책의 판권은 지은이와 (주)에세이퍼블리싱에 있습니다.
내용의 일부와 전부를 무단 전재하거나 복제를 금합니다.

현대의학이 포기한 말기암 환자는
왜 죽어야 합니까?

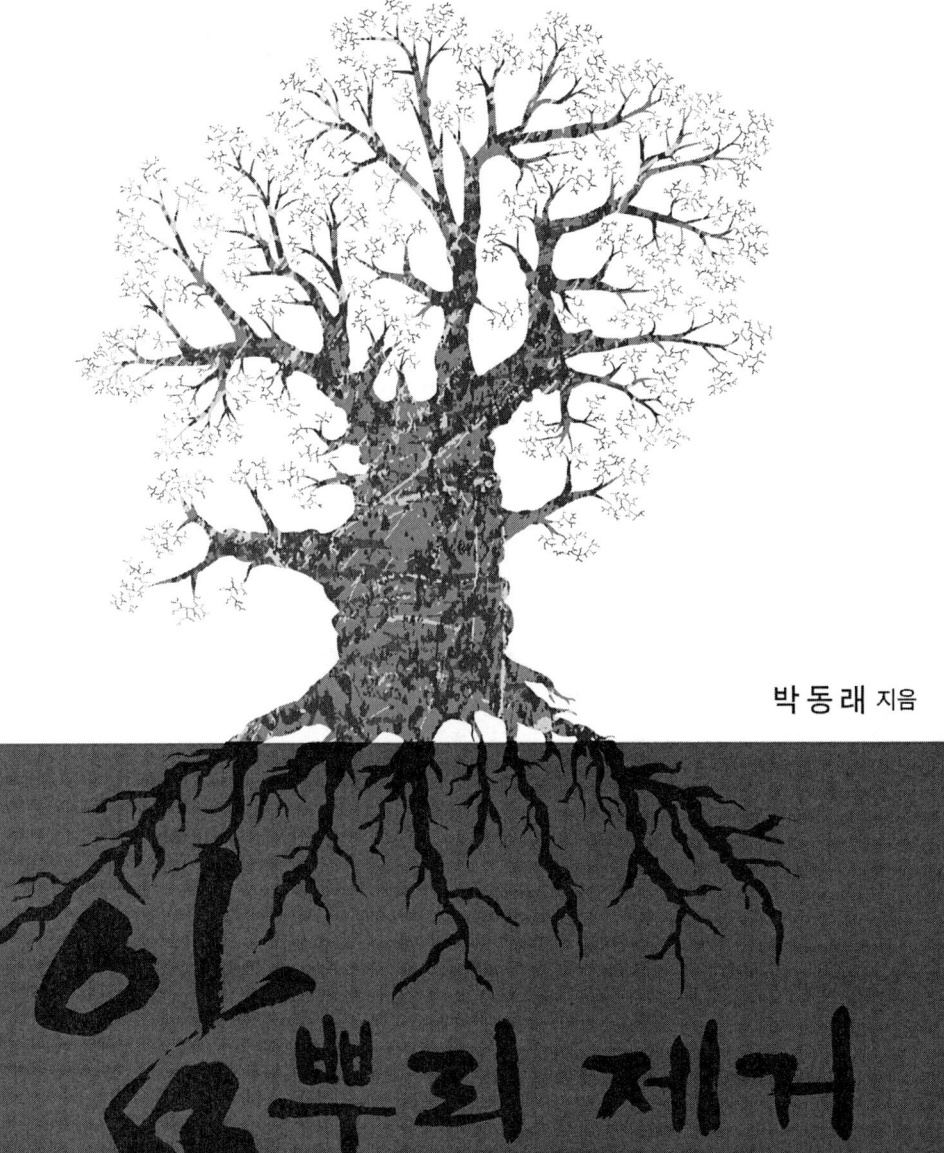

박동래 지음

암 뿌리 제거

암 진단, 치료 및 치료 후 건강 관리까지

책을 발간하며

30년 전 암에 대한 깊은 지식 없이 암을 치료해 보겠다고 덤벼든지가 엊그제 같다.
얼마 전까지만 해도 남들이 하는 치료법을 흉내만 내다 보니 완치되는 것은 가뭄에 콩 나기였고 대부분은 암이 자라는 속도만 늦추었을 뿐 실패하는 경우가 많아서, 암을 치료한다는 말도 제대로 할 수 없는 부끄러운 날들의 연속이었었다.

그러나 '결과란 반드시 원인을 수반한다'라는 말을 항상 되새기며, 천연 암 치료법을 배우겠다고 세계 여러 나라를 돌아다니며 암 치료 연구에 몰두했다. 그러던 어느날, 암이란 몸속에 종양이 자라고 있어서 그로 인해 신체적 고통이 수반되므로 병인 것은 확실하지만, 그것은 단지 신체적 증상일 뿐 병의 원인이라고 할 수 없을 텐데, 동서양 의사들 대부분이 이미 자라난 암 종양만 없애려는 것을 발견했다. 즉 원인을 제거하지 않고 겉으로 드러난 부분만 없애려 하므로 완치가 어렵다는 것을 깨닫게 된 것이다. 또한 그나마 암을 제거하는 여러 종류의 치료법마저도 인체에 심한 무리를 주는 경우를 많이 봐왔다. 나무를 없애려면 뿌리까지 완전히 제거해야지, 땅 위에 나와 있는 밑둥만 베어 버리면 조만간 뿌리에서 싹이 여럿

나와 더 자라고 수도 많아진다. 그렇다면 나무를 완전히 제거하듯 암을 뿌리째 제거할 수 있는 치료법은 없을까?

여러 사람이 감기 걸린 사람과 같이 엘리베이터에 탔는데, 어떤 사람은 감기에 전염되고 어떤 사람은 전염되지 않는다. 마찬가지로 핵물질이 누출된 곳에 사는 사람이라고 해서 모두 다 암에 걸리는 것은 아니다. 무슨 차이가 있길래 어떤 사람은 병에 걸리고 어떤 사람은 병에 걸리지 않는 것일까? 뿌리가 깊고 튼튼한 나무는 웬만한 가뭄이나 얼마간에 해로운 물질이 있어도 잘 죽지 않는다. 그처럼 몸의 균형이 잘 이루어져 있어 저항력이 강한 사람은 병에 잘 걸리지 않는다는 동양의학의 기초 이론이 암 치료에 대한 새로운 시각을 열어 주었다.

우리는 공해와 좋지 않은 식습관으로 매일 나쁜 균을 몸에 들여 보냄은 물론, 그릇된 생활태도로 인해 몸 스스로 암세포와 같은 이상 세포를 인체에서 만들어 내게끔 하고 있다. 그런데도 매일매일 별 탈없이 건강하게 지내는 것은 몸안에 있는 면역세포가 나쁜 균들과 비정상 세포들을 계속 제거하기 때문이다. 그렇다면 암이란 면역기능이 활발치 못한 까닭에 비정상 세포들을 제거하지 못하여, 그 세포들이 뭉쳐져서 발생하는 것이 아닌가 하는 생각을 하게 되었다. 몸이 원래 가지고 있었던 면역기능을 살려낼 수만 있다면, 현재 몸안에 암 종양이 자라고 있을지라도 암 종양을 제거시킬 수 있을 것이라는 생각을 하게 된 것이다. 따라서 이 이론에 입각하여 우리 몸에서 면역세포를 생산하는 기관(9군데 혈)을 찾아 그곳에서 보다 강력한 면역세포와 몸을 활성화시키는 호르몬을 생산케 하고, 그 면역세포들이 암 종양들을 제거하도록 하는 치료법을 오랜 세월 연구하게 되었다. 그러다 보니 상상을 초월하는 일들이 자주 일어 났고, 설사 완치시키지 못하는 경우라 할지라도 수술 혹은 항암치료 효과를 극대화시킬 수 있는 몸을 만들어 주는 것을 누누이 경험했다.

치료법을 상세히 밝히지 않았지만, 암 환자들이 도움이 될 만한 내용들을 서술하였으므로 가능한 한 실생활에 적용하고 꾸준히 반복함으로써 건강 증진에 많은 도움이 되었으면 한다. 아무쪼록 현재 암으로 고통과 절망을 느끼고 있다 할지라도 이 책을 통하여 그 고통에서 벗어날 수 있다는 희망을 갖기 바라며, 더불어 그 희망이 현실로 이루어질 수 있도록 간절히 기도해 본다.

한편 본 치료법이 대단한 의술은 아니겠지만, 관심있어 배울 의향이 있는 한의사 및 서양의사 제위께서는 연락하기 바란다. 기초만 탄탄하다면 그리 오래지 않아 습득 가능하리라 본다.

뒤돌아보니 필자가 오늘에 이르기까지 세계 여러 나라를 다니며 만났던 많은 분들은 물론, 음으로 양으로 도움을 주신 분들의 얼굴이 주마등처럼 스쳐간다. 그분들께 깊은 감사를 드리는 바이다.

끝으로 이 책이 나올 수 있도록 도움을 준 신태남, 노주현 형들과 (주)에세이퍼불리싱 손형국 사장님을 비롯한 관계자 여러분에게도 고마움을 표한다.

2012년 봄 미국에서 박 동 래

Contents

책을 발간하며 · 04
환자들로부터 받은 편지 · 12
편지 1 · 13
편지 2 · 20
편지 3 · 24
편지 4 · 28
페루에서 온 이메일 · 32

제 1 부 서양의학과 동양의학

01 | 건강이란 · 36
02 | 한국인의 수명 · 37
03 | 서양의학의 발전 · 38
04 | 서양의학의 치료법 · 39
05 | 학설이 바뀌는 서양의학 · 41
06 | 심장 이식 받은 자의 수술 후 삶 · 46
07 | 서양의학과 동양의학의 심장 · 48
08 | 인공 심장 이식 주치의에게 보낸 편지 · 50
09 | 동양의학의 인체 조직 · 52
10 | 동양의학 · 56
11 | 생활습관병 · 60

제 2 부 암 진단과 치료

- 01 | 암 환자와의 첫 상면 · 64
- 02 | 암의 정의 · 69
- 03 | 암의 원인과 증상 · 70
- 04 | 암의 진행 단계 · 71
- 05 | 한국인의 암 발생률 · 73
- 06 | 암으로 인한 사망률 · 74
- 07 | 서양의학의 항암 치료 · 76
  - 2차 항암 치료
  - 3차 항암 치료

- 08 | 조기 발견의 중요성 · 82
- 09 | 면역력 · 82
- 10 | 암에 대한 생각 · 85
- 11 | 암 치료법 찾아 3만 리 · 90
- 12 | 심장과 산소의 중요성 · 94
- 13 | 암 진단(9군데 혈) · 97
- 14 | 암 치료법 · 107
- 15 | 일석이조의 치료 효과 · 112
- 16 | 전인(全人) 치료를 향하여 · 113
- 17 | 치료가 잘될 수 있는 조건 · 117

제 3 부 치료 사례 및 가슴아픈 추억들

01 | 용기를 준 아픈 추억 · 120
02 | 안타까운 사연들 · 126
- 배가 고파서
- 매니큐어, 염색, 그리고 과식
- 운동의 중요성
- 암은 마음의 병

03 | 내과의사 말기암 환자 · 143
04 | 웃음치료 · 147
05 | 대체의학 · 151

제 4 부 치료 중과 치료 후의 건강 관리

01 | 햇빛과 건강 · 156
02 | 공기와 건강 · 158
03 | 물과 건강 · 162
04 | 휴식과 건강 · 164
05 | 긍정적인 생각 · 166
06 | 운동과 건강 · 169
07 | 음식과 건강(어떻게 먹어야 할까?) · 171
08 | 중독과 건강 · 174
09 | 일일 2식의 중요성 · 177
10 | 건강을 위협하는 물질들 · 182
- 전자파, 자기장, 수맥
- 수도 동 파이프와 치과 아말감

11 | 암 환자에게 효과적인 운동 · 185
- 손가락 관절 운동
- 손목 운동
- 목 운동
- 발목 운동
- 고관절 운동
- 허벅지 운동
- 춤추는 사슴
- 복부 척추 운동
- 몸통 운동
- 잠자는 용
- 태아 자세
- 잠자는 사자

12 | 주인 잘못 만나 고생하는 몸 · 199
13 | 암 환자 하루 일과표 · 202

참고 자료

환자들로부터 받은 편지

본문에 앞서 치료 사례와 환자들로부터 받은 편지를 먼저 소개하는 것은 극한 고통에 시달리거나 죽음의 절망 속을 헤매고 있는 말기 암 환자 자신이나 가족 여러분에게 말기 암도 빠르고 고통 없이 편안하게 치료될 수 있다는 희망의 메시지를 전하기 위해서이다.

생명은 누구에게나 귀중하며 암에 대한 사연도 구구 절절할 것이다. 아직 여물지도 못한 어린아이가 소아암으로 수술이나 항암 치료의 고통을 받아야 하는 것은 물론, 앞으로 살아야 할 날들이 많은 젊은 여성이 암으로 인해 여성의 상징인 유방을 떼어내야 한다는 현실에 그저 마음 아플 뿐이다. 그러나 그보다 더 마음 아픈 것은 **〈현대의학에서 포기한 말기 암 환자가 그래도 살아야겠다는 의지를 갖고, 그때부터 마음을 다스리며 자연환경에 적응하는 생활을 한다 하더라도, 심신 정화와 자연환경에 의해 치료되는 속도보다 암이 성장하는 속도가 더 빠르다면 죽을 수밖에 없다는 사실이다.〉**

환자들은 이제 암은 결코 난치병이 아니라는 것을 알아 두었으면 한다. 고통과 절망 속에 빠지지 말고 꼭 살아날 수 있다는 신념을 갖기 바란다. 조물주께서는 인체 스스로가 어떤 병균도 이겨낼 수 있는 훌륭한 면역체계를 우리 몸속에 만들어 주셨다. 여러 가지 부주의로 현재 내가 암에 걸렸다 하더라도, 그것은 단지 내 몸속에 있는 면역체계가 약해진 것이라고 가볍게 생각하고, 몸의 면역체계만 바로 세워 주면 고통 없이 빨리 나을 수 있다는 희망을 저버리지 말자. 특히 병원에서 3개월 혹은 6개월이라는 시한부 판정을 받았다 할지라도, 절망하지 말고 자연에 순응하며 심신을 편안케 하고, **〈인체 내에서 강력한 면역체를 생산하는 곳(9군데 혈)을 찾아, 외부에서 인위적인 작용으로 몸 스스로가 암을 이길 수 있도록 면역력을 극대화시켜 준다면〉** 반드시 나을 수 있다는 확신을 갖기 바란다.

편지 1

2006년 1월 하순, 필자를 잘 아는 헤더라는 여성이 손아래 동서 캐롤린과 함께 병원을 찾아왔다. 동서 캐롤린이 6개월 전에 만성 악성 백혈병이라는 진단을 받았고, 병원에서 그녀의 병을 불치병이라고 판정하여 두렵고 괴로워한다는 것이었다.

헤더와의 인연은 이렇다.

지금으로부터 15년 전인 1997년에 그녀의 6살 된 착하고 똑똑한 외동아들이 중이염으로 상당한 고생을 하고 있었다. 중이염이 심해 5번 수술을 받았는데도 계속 고름이 흘렀다. 아시다시피 중이염도 난치병 중에 하나이다. 그녀는 아들을 위해 혹시나 하는 마음으로, 이곳 달라스에서 유명한 정형외과 의사인 남편 몰래 나를 찾아왔다. 그리고 2개월간의 치료를 통해 완치되었다. 사실 당시 미국인의 동양의학에 대한 인식은 관절 및 근육 통증을 완화시키는 기술 정도였다. 그러나 2006년 들어 9학년(중학교 3학년)이 되었는데도 그녀의 아들은 그때까지도 재발되지 않았으며, 태권도 2단에 학교 축구부 선수라고도 했다.

그러자 자기 손아래 동서가 불치병 판정을 받고 통증에 시달리며 피곤에 젖어 하루하루 쇠약해져 가는 모습을 옆에서 지켜보다가, 통증과 피로감이라도 덜어 보자는 마음에 필자를 소개코자 데려왔다는 것이다. 치료를 시작한 지 24일 후에 검사를 해보았는데, 암세포가 전부 없어졌다고 한다. 캐롤린은 그후 2개월도 안 되어 완치되었고, 지금도 가정과 사회에서(사립고교 스페인어 교사) 왕성한 활동을 하고 있을 뿐 아니라, 자신의 경험을 바탕으로 동양의학의 우수성을 널리 알리고 있다. 다음은 캐롤린이 내게 보낸 감사 편지이다.

Dr. Dong Rae Park
11661 Preston Rd., #170,
Dallas, Texas 75230

April 24, 2006

Dear Dr. Park

I am writing to thank you for your treatments that have had tremendous results in how quickly my leukemia has gone into remission as well as how improved I have been feeling.

In August 2005, I was diagnosed with chronic myeloid leukemia and was quickly put on a protocol of drug therapy with a new class chemotherapy drug named Gleevec. This therapy resulted in stabilizing the blood counts and reducing the leukemia cells from 99% to 12% by October 2005. I have been told that Gleevec is highly successful in achieving remission, but it will not cure the leukemia. It is hopeful for maintaining remission for awhile, but there is a chance the body will become resistant to the drug at some point. I was also told that new drugs are in development and are looking promising if Gleevec begins to fail. The only known cure for my condition in Western medicine is a bone marrow transplant which due to the risks involved is not being used currently as the first line of defense as it was in the past. The new drug therapy appears to the working well for most patients and has a better chance of keeping a good quality of life more than the risks involved in a transplant. However, there are no long term studies yet to determine what results happen with long-term use of the drug nor dose it apper to be curing any patients.

After considering these issues, I began to pray and seek the Lord's guidance on what else I needed to be doing to help my body heal. Two unrelated friends mentioned your name as an option for an alternative to look into. My oncologist, Dr. Robert Collins, Jr., at UT Southwestern accepted my idea of trying the acupuncture treatments as long as I did not stop taking my medication nor take any herbs. So, I began daily treatments with you on January 23, 2006 just to experiment to see how it could help.

By the end of the first week, I began to feel so much better that it inspired me to continue your treatments. Getting my body to feel better has had a major impact on my ability to keep my attitude positive and hopeful. As you know, I continued daily for five full weeks and am continuing now several days a week. I am absolutely amazed at the transformation my body has undergone! I have continued to feel better and better as the treatments have continued. I remember waking up one morning only a few weeks into your treatments and realizing I had never felt that good in the new house I had lived in three years! I could feel changes beginning to happen in my body. My digestive tract moves along quicker now as well as after about 4 weeks of your treatments, I had an increase in hunger and appetite. I have the energy to walk now as you recommend for exercise, and this has helped so much. Also, I have had no more muscle cramping from the side effects of the medication I was beginning to experience in December.

My recent test results have proved what I have been feeling as healing. Only three and one-half weeks after I began your treatments, my bone marrow biopsy was taken to cheek the status of the leukemia cells. My results were phenomenal. Cytogenic and FISH (fluorescent light) testing of blood and marrow revealed no signs of leukemia present. The final test called PCR which is the most sensitive of all revealed only a miniscule amount of leukemic cells at 0.013. I was told these are highly unusual results after only 6 months of drug treatment. At best, the drug therapy usually reveals 0.05 leukemic cells at 12 months, and I am already at 0.013 at six months!!

I am certain that your treatments have been a major part of my rapid recovery, and I am so thankful to the Lord for guiding me to you. Because I am feeling so good and am seeing such great results, I have a dilemma facing me on what I should do now about the drug therapy. Once again, I am trusting the Lord for His guidance on this issue and not giving up believing that healing and being cured from this disease is possible and will happen. Thank you for all you have done for me and the many others you have helped.

May God bless you as you help others learn about the benefits of these treatments.

박 의사님께 2006년 4월 24일

백혈병이 신속히 완치되고 건강도 완전히 회복되도록 치료해 주셔서 대단히 감사합니다. 2005년 8월에 만성 악성 백혈병으로 진단받고 글리빅이라는 약을 먹기 시작했습니다. 약 먹기 전에는 99%가 병든 백혈구였는데, 2개월 후에는 12%로 줄었습니다. 이 약은 임시로 효과가 있는 약으로서 완치시키지 못하며, 언젠가는 효과가 떨어져 못 쓰는 약이랍니다. 효과가 오래 지속되기를 원하지만, 일년 이내에 효과가 떨어지면 다른 약으로 대치한다고 합니다. 서양의학에서는 완치할 수 있는 가능성이 골수 이식뿐인데, 처음 이 치료법이 나왔을 때는 무조건 먼저 이 방법을 사용했지만, 여러 가지 부작용과 실패율 때문에 지금은 제일 마지막으로 쓰는 방법이라고 하더군요. 글로빅은 대부분의 사람들이 효과를 봅니다. 그러나 약을 오래 먹으면 어떤 결과가 나올지도 모르며, 완치시킬 수 있는지 하는 것도 아직 더 기다려 봐야 한다고 합니다.

이런 여러 가지 과정 속에서, 완전히 나으려면 내가 무엇을 해야 할지 하나님의 인도하심을 기도하고 있었습니다. 우연히 두 사람이 대체의학에 의존하는 것이 어떠냐며 선생님의 이름을 말해 주더군요. 나의 암 전문의인 로버트 콜린스 박사에게 상의했더니, 자기 약을 끊지 않을 것과 다른 초약(草藥)을 쓰지 않는 조건 하에 자기도 동의한다고 했습니다.

2006년 1월 23일부터 매일 선생님의 치료를 받기 시작했습니다. 단지 선생님의 치료로 도움을 받을 수 있을지 실험해 보기 위해서였지요. 5일 치료받은 후 저의 건강이 얼마나 좋아졌던지, 기쁜 마음으로 큰 기대 속에 계속 치료받기로 결정했습니다. 몸이 좋아지니까 긍정적으로 생각하며 희망을 가질 수 있었던 것이 참 중요했다고 생각합니다. 아시다시피 5주 동안 하루도 빠지지 않고 치료를 받았습니다. 그리고 일주일에 3번씩 받기를 여러 주째 하고 있습니다. 내 몸의 100% 변화에 심히 놀라움을 금치 못합니다. 치료를 계속 하면서 매일같이 건강이 회복되고, 보다 나은 단계로 발전하는 것을 느낄 수 있었습니다. 치료 시작후 얼마 되지 않아, 3년 전 지금 살고 있는 집으로 이사 온 이후 처음으로 아침에 상쾌한 기분으로 일어날 수 있게 되었습니다. 내 몸에 큰 변화가 일어나고 있음을 느꼈습니다. 4주째 치료가 끝날 땐 소화 기관의 활발함을 느꼈고 식욕도 많이 좋아졌습니다. 지금은 선생님께서 지시하신 걷기 운동을 하기에도 충분한 힘이 있습니다. 이 운동도 무척 도움이 되는 것 같습니다. 약의 부작용으로 근육 경련이 일어나 고통받는 것도 중단되었습니다.

최근 세포 조직검사에서 치료되고 있다는 느낌이 사실이라는 것이 증명되었습니다. 선생님의 치료를 불과 3주 반 받았을 때 골수 조직검사를 했는데, 그 결과는 실로 엄청난 것이었습니다. 사이토제닉스(Cytogenics)라는 테스트와 형광등 테스트를 했는데, 골수에서 암세포를 발견할 수 없었습니다. PCR이라는, 100만 개의 세포를 검사해서 결정하는 정밀검사에서 필라델피아 크로모솜이라는 이상세포를 0.013% 발견했습니다. 주치의는 6개월 투약 후에 이런 일은 있을 수 없는 수치라고 합니다. 최상의 경우에 1년 투약했어도 0.05%밖에 안 된다고 합니다. 그런데 6개월밖에 안 됐는데 말이에요…

저는 선생님의 치료가 저의 빠른 회복에 지대한 영향을 미친다고 믿습니다. 그리고 저를 선생님께로 인도하신 하나님께 감사드립니다. 이렇게 기운이 나고 좋은 결과가 나오니 제 마음속에 갈등이 생깁니다. 항암제 복용을 어떻게 해야 할지 모르겠다는 것입니다. 다시 한번 이 문제에 대해 하나님께서 잘 인도해 주실 것을 믿습니다. 그리고 완치될 것이라는 믿음을 포기하지 않게 되기를 기도합니다. 많은 다른 암 환자들에게 해주시는 것같이, 제게 해주신 성공적인 치료에 감사드립니다. 하나님께서 선생님을 축복해 주셔서, 이 치료가 필요한 많은 사람들이 이 치료의 효과를 이해하게 되기를 빕니다.

편지 2

브레이씨라는 47세 된 부인은 유럽에서 좋은 종자의 말을 들여올 정도로 승마에 취미가 많은 여성이었다. 그런데 아직 훈련이 덜 된 그 말이 갑자기 뛰는 바람에 브레이씨가 말에서 떨어져 부상을 입고, 허리 통증 때문에 3주간 내원하여 치료를 받고 있었다. 그런데 하루는 앞가슴의 통증을 호소하는 것이었다. 그래서 왜 갑자기 가슴에 통증이 오는가 물었더니 암 때문이라고 했다. 치료된다는 기대가 없었기에 말을 하지 않고 있다가, 너무 아파 자신도 모르게 입에서 튀어나온 것이란다. 그래서 내가 그 통증을 없앨 수 있으니 한번 치료를 받아 보지 않겠느냐고 권유했더니, 대수롭지 않은 말투로 한번 해보라고 했다.

1시간 동안 집중적으로 암 치료를 한 뒤, 다음날에 오도록 예약을 해놓고 보냈다. 그런데 다음날 싱글벙글하면서 완전히 다른 사람이 되어서 나타났다. 얼마나 좋아하는지, 평소에는 통증 약과 수면제를 먹고도 한두 시간마다 깨어나는데, 지난밤에는 너무 피곤하여 수면제, 통증제를 먹을 겨를도 없이 잠자리에 들었다는 것이다. 자는 동안 한번도 깨지 않고 숙면을 취한 후 일어나 보니, 다음날 9시 30분이더란다. 무려 11시간 반 동안 잠을 잤다는 것이다. 그녀는 기적이라고 말하면서 7번을 치료 받았다. 아래는 브레이씨가 7번 치료 받은 후 필자에게 보낸 편지다. 물론 이분도 완치되어 지금까지 취미인 승마를 열심히 하고 있다.

April 16, 2006

Dear Dr. Parks,

I am so inspired by my treatments for the last week! As you know, I was first treated for breast tumors in the spring of 2001. The growth rate of these tumors was so aggressive, I was referred to Dr. David Euhus at UTSW – he is the genetic oncologist in the breast center.
After putting my body into a 'chemical menopause' the tumors grew faster and the doctors there decided I must have a new kind of breast cancer.

I had a radical bilateral mastectomy in September 2001. The doctors were never able to give me a final diagnosis even after doing complete study on myn tissue and a whole genetic study. The genes were mutated but not in the normal fashion of the breast cancer they got it down to the protein in the cell nucleus. My tissue was even used to grow other tissues in lab animals.

Unfortunately, my breast tumors also continued to grow. Apparently axilla tissue cells remained and within 6 months I had large lemon size tumors in each arm pit. These were surgically removed. Since the mastectomy in 2001, I have had 6 surgeries to remove tumors of breast tissue growing in my arm pits and into my brachial plexus. My symptoms include sharp pains, numbness in my hands, purple color in hands and lower arms and fluid buildup.

I have been seen for this condition by several doctors at MD Anderson (they initially thought I had lymphatic cancer as my few remaining lymph nodes at the time were the size of hard ping pong balls) and Dr. Blumensheines' entire team of doctor at the Arlington Cancer Center. My last surgery was in San Diego at UCSD by Dr. James Chao.

I had extreme systems again and was ready to call Dr. Chao but decided to give you 2 weeks to try your treatments. It has been 7 treatments and the tumors are gone! The largest was roughly golf ball size and two others were ping pong ball size. I also have no numbness and full use of my hands without pain or swelling again. This relief was previously only felt after surgery to remove the tumors. It is truly amazing!
I am so greatful and blessed God put me in your path.

박 의사님께 2006년 4월 16일

지난 주 치료받은 것을 생각하면 너무 신기합니다. 말씀드린 대로, 2001년 봄 유방암 치료를 처음 받았습니다. 종양의 성장 속도가 너무나 빨라서 유방암 센터의 유전학 암 전문의인 싸우스 웨스턴 대학병원의 데이비드 유휴스 박사에게 위촉되었습니다. 종양 성장률을 줄이기 위해 약으로 여성 호르몬을 줄이는 치료를 했습니다. 기대와는 달리 종양이 더 빨리 성장했다더군요. 의사들이 특수 유방암이라고 진단했습니다.

2001년 9월, 양쪽 유방을 완전 절개하는 수술을 받았습니다. 암세포의 유전자 분석을 전부 했음에도 불구하고 완전한 진단을 못 하고 있는 실정입니다. 유전자적 변형을 일으켰지만, 통상적인 유방암 유전인자는 아니었습니다. 세포핵의 흰자질까지 분해해 봤습니다. 나의 세포는 동물실험에서 어떤 세포에도 착상되어 자라기도 했습니다. 비참하게도 종양은 계속 자라났습니다. 특히 양쪽 겨드랑이 부근의 세포가 좀 남았는지, 그곳에서 6개월간 레몬 크기로 자랐습니다. 또 다시 수술해서 제거했지요. 2001년 유방 절개 수술 후에 6회에 걸쳐 종양 제거 수술을 했습니다.

그러나 종양은 겨드랑이에서 견갑골 쪽으로 계속 뻗어 나갔습니다. 증상은 칼로 후비는 듯한 통증에다 양손에 마비가 오고, 손이 푸른색으로 변했으며, 많이 부어서 거의 쓰지 못하게 됐습니다. MD 앤더슨 암센터의 여러 의사들도 보았습니다. 그들은 탁구공만 한 림프샘들을 보고 림프암이 아닌가 생각하기도 했습니다. 알링턴 암센터의 불르맨샤인 박사가 이끄는 여러 전문의도 그와 동조했습니다. 마지막 수술은 샌디에이고 주립 의과대학의 제임스 챠오 박사가 했습니다.

몇 주 전부터 다시 종양이 자라는 증상들이 나타났습니다. 다시 챠오 박사와 전화하려던 중 선생님과 대화하게 되었고, 말씀하시던 치료를 2주 정도 받아 보기로 마음 먹었습니다. 그리고 오늘이 일곱 번째 치료를 받은 날입니다. 종양은 대충 골프 공만 한 것이 1개, 탁구공만 한 것이 2개 있었습니다. 그런데 놀랍게도 종양이 완전히 없어지고, 증상도 완전히 없어졌습니다. 이제는 딸을 사용하는 데도 불편이 없습니다. 선생님의 치료를 받게 해주신 것은 하나님께서 저에게 주신 축복이라 믿으며, 치료에 정말 대단히 감사합니다.

편지 3

이 여성은 암 및 다발성 종양 환자이다. 이분의 편지를 보면 알 수 있겠지만, 1997년부터 2001년까지 4년에 걸쳐 갑상선암으로 4번 수술했으며, 그 후 목 안 종양, 유방암 의심 종양, 그리고 성대 혹 등 2005년까지 여러 종류의 종양을 달고 살던 사람이다. 갑상선암으로 고통받다가 소문을 듣고 2000년도에 필자를 찾아와 인연을 맺었다.

올 때마다 치유가 되어서 가면, 또 일년쯤 있다 다시 오고, 또 치료되면 얼마 있다 또 오고 하기를 여러 차례였다. 얼마나 스트레스를 많이 받는 환경에서 살면 이럴까 하여 대화를 나눠 보니, 참으로 이해하기 어려운 생활 환경이었다. 만날 때마다 삶의 가치와 심신의 중요성에 관해 많은 이야기를 했다. 느끼는 바가 있어서 바른 생활을 하려고 노력했는지 몰라도(분명 바른 생활을 했을 것으로 믿는다. 아니라면 암이 재발되어 지금까지 생존이 어려웠을 테니까), 암 및 다발성 종양을 가진 사람으로서 5년 이상 살고 있는 사람이 극히 드문데, 그녀는 생존해 있다. 그러므로 그녀가 수술 받았던 의대에서 초청을 받아 현재 의대생들에게 '천연치료가 암 치유를 돕는 방법'에 관하여 강의를 하고 있다. 그녀는 지금도 잊지 않고 가끔 소식을 전하는데, 요즈음은 자신의 건강을 위해 100km/일, 주 3회 자전거를 탄다고 한다. 다음은 그녀의 편지이다.

May 9, 2006

Dear Dr. Park

I was diagnosed with Medullary Thyroid Carcinoma in 1977. At that time, my physician told me that no one had lived beyond 5 years with this cancer. I underwent three different surgeries as the tumors reappeared in different spots each time. After the third surgery, I began acupuncture treatments which helped me with the recovery and discomfort.

In 2001, I had radical radiation after the forth surgery. At this time, I decided that I would not have surgery or radiation again, as it was too difficult and painful. Through this time, you helped me go through the surgery and radiation process. I used herbal teas and acupressure to alleviate the pain and discomfort I felt

In October 2004, I endured another disappointing recurrence of cancer in my throat along with severe headaches. The treatments I was receiving at MD Anderson were not helping.
I was also under the care of a licensed acupuncturist who referred me to you. You went to the source of the problem which provided me relief from the serve, debilitating pain.
I began to feel better quickly and was soon headache free.

During this time, I discovered I might have cancer again during a mammography in April 2005. The doctors at MD Anderson found multiple masses on both my breasts, which they suspected to be cystic and possibly cancerous. They wanted to remove the cysts, however, I decided not to have any more surgery. Instead I opted to be treated again by you.
After 11 months of your care, I no longer have cysts. In my breasts.

When I returned to MD Anderson in March 2006, for a follow-up mammogram, the doctors were astonished that I did not have any cysts at all! I can not describe their confusion. They could not believe that I was free of cysts and had to compare my new mammogram to my old one to come to conclusion that I indeed was cyst-free. I knew that I did not have any cysts, but wanted to see to believe and have it diagnosed by my doctors at MD Anderson.
When I found out the results, I felt that I had conquered the world!
With your help Dr. Park, my breasts are now normal.

Last year, I again found out that I had two polyps on my vocal chords and was not able to eat. My esophagus was completely blocked by the two polyps, causing me to choke every time I tried to swallow. I was so afraid of having to go through surgery again, but decided to call you talk with you about it first. You said that I might be tumor-free in a short period of time if I came to see you. I didn't believe you completely until after my second treatment with you and I found out that I was clear of both polyps and was able to eat again!
And now, I have had no problems with eating or swallowing for several months.

I made a routine visit with my oncologist at MD Anderson last month. He told me that it is very rare for Medullary Thyroid Carcinoma patients to live over five years and that I was the only patient who has survived this cancer. I am very blessed to have had the acupressure treatments from you and have gotten my life back. I am now living a full life and working full-time. I wish that every cancer patient has the same opportunity that I have had. If I can give any advice another cancer patient, it is to please seek alternative medicine as well!!

Thank you very much Dr. Park

박 의사님께 2006년 5월 9일

1997년에 갑상선암 선고를 받았습니다. 암 전문의가 말하기를, 이 암으로 5년 이상 생존할 가능성은 거의 없다고 했습니다. 세 차례에 걸쳐 다른 곳에서 계속 자라나는 암을 제거했습니다. 세 번째 수술을 했을 때부터 한의원에 다니며 빠른 회복과 통증 제거를 위해 치료 받았습니다.

2001년 4번째 수술을 받은 후에 강력한 방사선 치료를 받았습니다. 얼마나 혹심했던지, 다시는 방사선 치료나 수술을 하지 않기로 결심했습니다. 고통스러울 때 선생님께서 도와주셔서 다행이었습니다. 기억하기로는 침과 수기와 한약으로 치료했었죠. 2004년 10월에 목 안에 종양이 생겼다는 실망스러운 진단이 나왔습니다. 이때는 머리가 얼마나 아픈지, MD 앤더슨 암 센터에서 치료를 받았지만 효과가 없었습니다. 그때는 다른 한의사에게 치료받고 있었는데, 그분이 선생님에게로 다시 가보라고 했습니다. 선생님께서 정확하게 문제의 병이 있는 곳을 찾아서 치료하셨는지, 급속히 좋아지기 시작하고 두통도 소진되었습니다.

2005년 4월 유방 단층 촬영으로 유방암이 있을지 모르겠다는 소식을 들었습니다. MD 앤더슨 암센터에서 제 양쪽 유방에서 종물이 많이 발견되었다는 보고를 받았습니다. 아마도 물혹이거나 암일 것이라며 초음파를 찍어보라고 했습니다. 의사들은 수술해서 없애자고 제의했지만, 수술은 더 이상 하지 않기로 했습니다. 대신에 선생님의 치료를 받았습니다. 11개월 후엔 아무런 혹도 만져지지 않는 깨끗한 유방을 갖게 되었습니다.

2006년 3월 MD 앤더슨 암센터에 갔을때 매모그람을 본 의사들은 매우 놀라는 표정이었습니다. 혹이 모두 없어졌다는 것입니다. 그들은 믿지 못하고 먼젓번 사진과 비교해 보고서야 내 필름이 맞다고 했습니다. 저는 벌써 혹이 다 사라진 것을 알았지만, 암 전문의들로부터 확인받고 싶었습니다. 혹이 없어졌다는 말을 들었을 때 저는 날아갈 것 같았습니다. 박 선생님, 제가 정상의 가슴을 가졌답니다.

작년에 제 성대에 혹이 2개 나서 음식을 삼킬 수 없었습니다. 식도가 그 혹 때문에 완전히 막힌 것입니다. 심지어 침을 삼키려 해도 어떤 때는 목이 막힙니다. 수술을 또 해야 한다는 생각에 정말 두려웠습니다. 다른 진찰을 받아 보기 전에 선생님께 말해야겠다고 생각하고 전화했더니, 쉽게 없어질지도 모르니 치료해 보자고 말씀하셨지요. 두 번째 치료를 마치기까지는 저도 확신이 없었습니다. 그러나 두 번 치료한 후 혹이 두 개 다 없어진 게 분명했습니다. 지금까지 먹는 데 아무 지장이 없습니다. 지난달 MD 앤더슨 암센터에 정기검진을 갔습니다. 의사 선생님이 이런 종류의 갑상선 암 환자가 5년 이상 사는 경우는 거의 없다고 하시더군요. 나는 선생님으로부터 수기 치료를 받고 제2의 인생을 살게 해주신 하나님의 축복을 받은 사람입니다. 저는 지금 매우 자유롭게 살고 있으며 풀 타임으로 일하고 있습니다. 많은 암 환자들이 나와 같은 행운을 갖기 바라며, 암이 걸렸을 땐 꼭 대체의학을 검토해 보라고 권장하고 싶습니다.

편지 4

2002년 가을 초, 쇠약하지만 교양과 품위가 느껴지는 미모의 백인 여성으로서 세무 공인회계사이며 소설가인 타마라(Tamara W. Hanson, 53세, CPA)가 피부암 중에서도 악성 질환으로서 진행이 빠르고 사망률이 높은 멜라노마(Malignant Melanoma, 악성 흑색종)라는 피부암에 걸려 필자를 찾아왔다. 이미 난소까지 전이된 상태에서 멀리 플로리다에 있는 친구가 환자를 걱정하여 본 병원에 예약을 한 것이다. 어쩔 수 없어 항암 치료를 계속하고 있지만 암 종양이 계속 커가고 갈수록 피곤하여 두려움만 느껴진다는 것이다. 4주간의 치료를 통해 피부도 많이 좋아지고, 따라서 피로감이 덜하고 정신도 맑아 졌다고 그녀는 좋아했다. 하지만 의사 입장에서 보면 원발암인 피부와 다른 곳에 전이된 암 종양은 사라진 것 같은데, 난소에 있는 암 종양은 처음보다 줄긴 했으나 더 이상 줄어들지 않았다. 휴스턴에 있는 유명 암센터에 가서 PET Scan으로 확인해 본 결과 휴식기 암으로 판정되었다. 수술하여 떼어낼 수도 있으나 수술의 두려움과 더 악화될 경우를 생각해 지금까지 암 종양을 지닌 채 사업가, 소설가로서 왕성한 사회 활동을 하고 있다.

그녀는 그녀의 홈페이지 **www.tamarahanson.com** '암 생존자(Cancer Survivor)'라는 항목에서 필자를 다음과 같이 소개하고 있다.

"플로리다에 있는 친구가 나를 걱정하여 예약해 준 한약방 특유의 냄새가 풍기는 그의 병원에서 나는 진료카드를 기록하고 있었다.

잘 다려진 와이셔츠와 알맞은 줄무늬가 새겨진 넥타이, 그리고 허리 벨트 장식이 와이셔츠 단추와 일직선을 이루고 있는, 단정하며 말쑥한 차림의 닥터 박은 과묵한 편이었다. 그에게서 풍기는 밝은 인상은 지금까지 내가 생각하고 있었던 동양인하고는 달랐다.
진료카드를 살펴본후 나를 똑바로 쳐다보며, 나로서는 평소 대수롭지 않게 생각했던 나의 자세에 대해 그는 진지하게 '다리를 꼬고 앉지 마십시오. 습관이 당신의 병을 만듭니다.'라고 했다. 이어서 '나는 당신을 완치시킬 수 있다고 약속할 수는 없습니다. 완전한 치료는 오직 하나님께서만 하실 수 있기 때문입니다. 그러나 당신이 나를 믿고 나의 지시에 따라 준다면, 당신의 건강 상태는 현재보다 훨씬 좋아질 수 있습니다.'라는 그의 신뢰성 있는 말은 암 판정을 받은 후 여러 의사들에게서 들은 불안한 마음과 나 자신이느끼고 있었던 암울한 현실에서 벗어나게 하는 희망찬 얘기였다. 그것은 내가 그에게서 마음속으로 바라고 있었던 것보다 훨씬 값진 것이었다.

4주간의 치료기간 동안 나는 그로부터 우리가 스스로 몸을 건강하게 만들 수 있는 법을 배운 것에 무엇보다 큰 감사를 느낀다. 생약, 유기농 음식, 맑은 공기, 깨끗한 물, 운동 등을 통해 내 몸이 튼튼해질 수 있다는 사실을 그의 가르침을 통해 스스로 체험하여 느꼈기 때문이다. 사실 나도 예전엔 동양의학으로 치료한다는 사람을 비웃은 사람 중에 하나였다. 그러나 지금은 닥터 박의 치료에 많은 감동을 느끼고 있으며, 실제 4주간의 치료를 통해 내 몸은 많이 좋아졌다. 닥터 박은 오랜 세월 인체에 대해 깊이 연구한 의사임에 틀림없다."

이상이 그녀가 자신의 홈페이지에서 밝힌 필자에 관한 얘기이다. 그녀는 지금도 허리가 아프거나 알러지 증세가 나타나면 찾아오곤 한다. 올 때마다 만져 보면 암 종양이 느껴져서 누르면서 통증에 대해 물으면 못 느낀다고 대답한다. 분명히 휴식기 암에는 틀림없지만, 어쨌든 종양이 사라져야 완치되는 것이므로 이럴 때 어떻게 해야 되는지를 연구 중이다.

2004년 5월 그녀는 자신의 첫번째 소설 Mastering the Dance가 출간되었다면서 직접 병원을 방문하여 내게 책을 전달했다. 그 책 안에는 작은 메모지에 "당신의 치료가 없었던들 이 책은 나올 수 없었습니다. 당신의 치료에 감사합니다."라고 적혀 있었다. 비록 활동하지 않는 휴식기 암일지라도, 어떤 방법이 됐든 그녀의 몸속에 있는 종양이 사라지길 간절히 바라는 바이다.

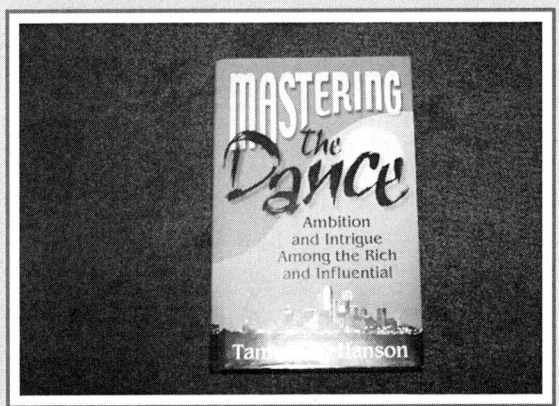

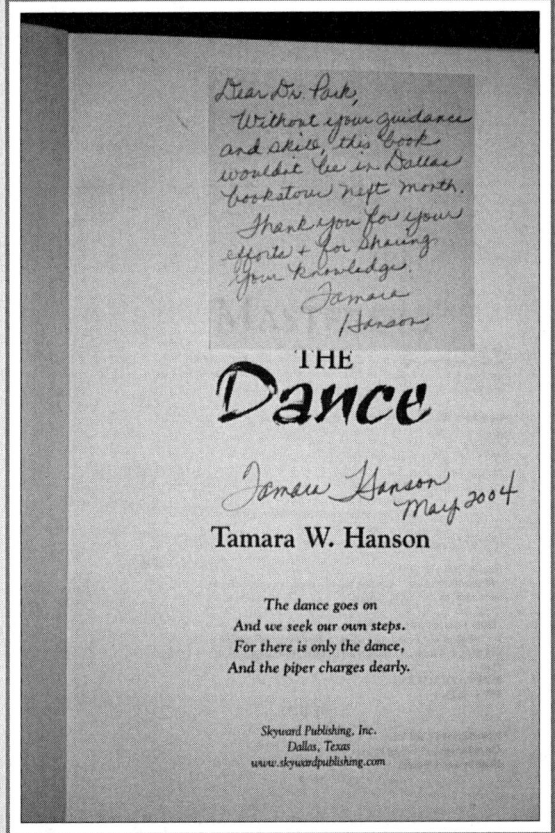

페루에서 온 이메일

2011년 9월 초, 얼마 전부터 남미 페루에 세계적으로 유명한 천연 치료센터가 있다는 말을 듣고 짬을 내서 일주일 예정으로 가보았다. 비록 같은 아메리카 대륙이라고 하지만, 미국에서 페루까지는 정말 만만한 거리가 아니었다. 고생 고생 하여 가서 보니 상당히 큰 천막 병동이 많고 사람들이 들끓었다. 페루에 있는 아픈 사람은 모두 거기 와 있는 것처럼 느껴졌다. 인사를 한 후 그의 딸 카사노바라는 젊고 예쁜 의사를 소개받고, 그녀를 따라 다니며 이것 저것 관찰하며 설명을 듣게 되었다. 치료법은 각종 채소즙과 과일 주스, 그리고 감자죽을 이용한 식이요법과 세포 치료법(Cell Therapy, 동물 기관과 태아 등에서 떼어낸 세포질을 주입하여 치료하는 요법. 지금도 유럽에서 대체의학 요법으로 사용되고 있다)을 중심으로 암, 고혈압, 심장병, 당뇨, 피부병 등, 현대의학에서 난치병이라고 알려진 생활습관병이나 퇴행성 관절염 등의 고질병을 치료하고 있었다.

그곳을 떠나오기 이틀 전 닥터 카사노바의 안내로 한 병동에 따라가게 되었는데, 60대 초반으로 보이는 남자가 눈에 초점을 잃고 사경을 헤매고 있었다. 필자가 보기에도 상당히 위중했다. 카사노바에게 병명을 물어 보니, 대장암 말기로 이미 간과 폐까지 전이되어 거의 포기 상태라고 했다. 닥터 카사노바에게 "병원에서 손을 놓은 상태라면 내가 치료해 보면 안 되겠냐?"고 물었다. 그러자 할 수 있으면 해보라고 흔쾌히 대답하는 것 아닌가. 환자 명찰을 보니 51세

빅토르라고 쓰여 있었고(남미 사람들은 비교적 동양인보다는 나이가 많아 보였다), 간과 폐까지 전이되었다는 것을 증명이라도 하듯 쉬지 않고 기침을 하고 신음 소리가 가득했다. 배와 다리가 많이 부어 있었고, 눈을 보니 초점이 흐려져 있었다. 물론 스스로 엎드리지도 못했다. 대체적으로 암으로 몸을 못 움직이고 눈에 초점이 흐려지면, 그것은 생명이 얼마 안 남았다는 증상 중의 하나이다.

동양의학 의사로서의 긍지와 환자를 불쌍히 여겨 살려 보겠다는 마음으로 그야말로 3시간 동안 혼신을 다해 치료했다. 치료 도중 기침이 차츰 줄어들고 숨을 크게 들이쉬고 내뱉고 하는 것으로 보아 어느 정도 안정되어 가고 있음을 느낄 수 있었다. 3시간 치료 후 일어나 앉아 보라고 하니, 스스로 일어나 앉는 것 아닌가? 닥터 카사노바는 물론 주위의 환자와 그 가족들은 동양 사람이 와서 치료한다는 것도 신기해 했지만, 자기네들끼리 이미 가망 없다고 생각했던 환자가 동양인 의사가 특별한 것을 먹이거나 바르는 것도 아니고 단지 환자의 몸 여기저기를 눌렀을 뿐인데, 3시간 만에 스스로 일어나 앉아 있다는 사실에 다들 믿을 수 없다는 눈치였다. 닥터 카사노바가 휘둥그레진 눈으로 나를 쳐다보며 엄지 손가락을 치켜 들고 박수를 치기 시작했다. 주위 사람들도 모두 환호성을 지르며 따라서 박수를 쳤다. 다음날 보니 환자는 많이 안정된 상태였고, 다시 3시간을 치료한 후에는 일어나 약간의 보행이 가능했다. 배고프다고 감자죽을 먹는 것까지 보고 필자는 일정상 돌아왔다. 다음은 귀국한 지 2주 후인 2011년 9월 27일 닥터 카사노바가 보내온 이메일 전문이다.

Hello Mr. Park
How are you doing? How was your trip?
Thank you for your words and greetings, I will send them to my father. I wanted to tell you that I found the other Cell Therapy book, so I will send it to you, as soon as I photocopy it. Mr. Victor is now here at clinic with us. He is doing well, doesn't have any pain at all, the swelling has gone, has more apetite, and he is also more active, still on the wheelchair, but the walks more. Thank you for helping him, his family is very grateful, and they wanted you to know.
Hope everthing is going well for you, keep in touch.
Doctor Ursula Casanova

미스터 박, 안녕 하세요? 돌아가시는 여행은 어떠셨는지요?

당신께서 하신 인사말에 감사드리며, 아버님께 전하겠습니다. 세포 치료법 책은 복사가 되는 대로 가능한 한 빨리 보내 드리겠습니다. 빅토르는 현재 우리와 함께 병원에 있습니다. 그는 잘 지내고 있으며, 통증도 없고, 부종도 완전히 사라졌습니다. 식욕은 더 좋아졌고요. 때로는 휠체어를 쓰지만, 지금은 많이 걷고 있습니다. 그와 가족들이 당신에게 큰 감사를 느끼고 있습니다.

하시는 모든 일이 잘 되길 바라면서,

닥터 우수라 카사노바.

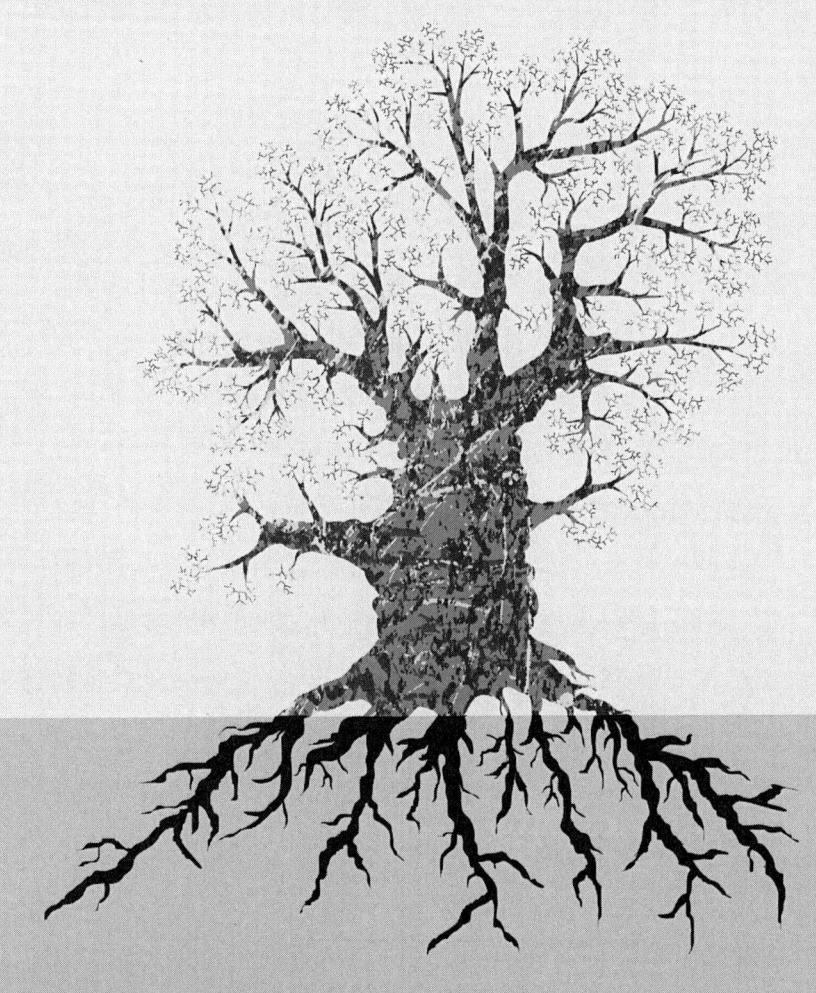

제 1 부

서양의학과 동양의학

01 건강이란

인간은 누구나 건강하게 살기 원한다. 그렇다면 우리가 알고 있는 건강하다는 뜻은 무엇인가? 세계보건기구(WHO)에서는 '건강이란 인체에 질병이나 손상이 없을 뿐만 아니라 신체적, 정신적, 사회적으로 완전히 안녕한 상태에 놓여 있는 것'이라고 정의하고 있다. 여기서 안녕한 상태란 건강하고 편안한 상태를 말한다.

어릴 적 학교 다닐 때 많이 본 '몸도 튼튼 마음도 튼튼'이라든가 '건강한 정신은 건강한 육체에서'라는 표어를 생각하면, 예전에는 건강이란 육체적, 정신적으로 질병이나 이상이 없이 개인적으로 정상적인 생활을 할 수 있는 신체 상태를 뜻했다. 그러나 세계보건기구에서는 한 걸음 더 나아가 사회적으로도 편안한 상태여야 한다고 말한다. 이는 인간이란 사회적 동물이고 세계가 사회의 유기적 연합체이다 보니, 우리 모두 사회의 일원으로서 건강한 세계를 만들자는 의미일 것이다.

노인들의 유머 중 99 88 55 14라는 숫자가 있다고 한다. "99세까지 팔팔하게 호호 하하 즐겁게 살다가 하루만 앓고 죽겠다."라는 뜻이라고 한다. 웃자고 하는 말일 수도 있지만, 생각해 보면 이 숫자가 단순 유머일 뿐만 아니라, 질병 없이 건강하게 살다가 죽기를 바라는 우리 모두의 간절한 소망이 아닐까 싶다.

인간은 과연 몇 살까지 살 수 있을까? 현존하는 기록 중에서 성경을 보면 900세 넘어 돌아가신 인물들이 많다. 그 중에서도 최장수 인물은 노아의 할아버지인 므두셀라로서, 187세에 라멕을 낳고 "969세를 향수하고 죽었더라."(창 5: 27)라고 되어 있다. 물론 오늘날 우리는 므두셀라처럼 그렇게 오래 살 수는 없다. 그렇다면 현대인들의 수명은 얼마나 될까? 기네스북이나 다른 기록에 의하면, 몇몇 사람들이 130세를 넘었다고 하는 것으로 보아, 우리도 건강만 잘 관리하면 120세까지는 살 수 있지 않을까 싶다. 한편 현대의학계는 의학의 발달로 2050년에는 인간의 수명을 150세까지 연장시킬 수 있다고 말한다.

02 한국인의 수명

최근 OECD(경제협력개발기구) 한국 지부 발표에 의하면, 2009년 우리나라 여성의 기대 수명이 83.8세로서 회원 32개국 중 일본, 스페인, 스위스, 프랑스, 호주에 이어 6위를 차지했다고 한다. 여기서 기대 수명이란 그 해(2009년)에 태어난 여자 아이의 평균 수명을 말한다. 반면 남자는 76.8세로 20위를 차지했다고 한다. 이유는 남자들은 잦은 음주와 흡연, 스트레스 등으로 암 사망률이 여성에 비해 2배 높기 때문이며, 전체 기대 수명 은 80.3세로 16위를 기록하고 있다고 한다. 여성 기대 수명이 2003년 80.8세로 19위에서 2009

년 83.8세로서 6위로 13계단 급등한 것은, 암 발생은 높지만 사망률이 줄고, 걷기를 포함한 운동 등을 통해 몸 관리를 꾸준히 하고 있는데다, 몸에 이상이 생기면 병원을 자주 찾기 때문이라고 발표했다.

03 서양의학의 발전

1590년대 초 네델란드의 젠센이 현미경을 발명한 이후 과학적 분석과 실험을 바탕으로 서양의학은 눈부시게 발전해 왔다. 그러한 발전을 통해 서양의학이 인류사회에 끼친 공헌은 이루 말할 수 없이 많지만, 무엇보다도 인간의 수명을 연장시켰다는 점이 가장 큰 공헌이라고 할 수 있다. 사실 2, 3백 년 전만 하더라도 인간의 평균 수명은 30세 미만이었다고 한다. 천연두, 홍역, 말라리아, 페스트, 콜레라와 같은 전염병으로 인해 10세 미만의 아이들 70%가 사망했기 때문이다. 그러나 1790년대 중반 제너가 천연두 예방으로 우두 접종을 발견한 후, 1880년대에 들어 파스퇴르가 '전염병 병균을 약화시켜 우리 몸속에 주입하면 그 병에 대한 면역력이 생긴다'는 사실을 알아냈다. 그럼으로써 전염병을 예방하게 되어 인간의 평균 수명이 급격히 늘어나게 된 것이다. 뿐만 아니라 20세기 초에 발견된 항생제는 그 후 항생제 부작용에 대한 논란과 상관없이 세계 2차대전 당시 많은 부상자의 생명을 지켰음은 물론, 지금까지 우리들의 질병 퇴치에 혁혁한 공을 세우고 있다.

서양의학의 또 하나의 우수성은 해부학과 함께 발달한 수술 치료법이다. 교통사고로 곧 생명을 잃을 사람을 응급처치와 수술로 목숨을 살린다든가, 부러지고 찢어진 부분을 열어 고름을 제거하고, 꿰매고, 살 속에 박힌 이물질을 빼주는 일 등을 생각하면 생각할수록 서양의학의 장점은 너무나 많다. 또한 최첨단 장비인 X-RAY, CT, MRI 등의 개발로 인체 내부를 샅샅이 들여다볼 수 있음은 물론, 뼈, 근육, 혈관, 세포조직, DNA 유전자뿐만 아니라 더 작은 분자까지 낱낱이 파헤쳐, 아주 미세한 부분에서도 병을 찾아 내는 진단법이 상당히 발달했다.

04 서양의학의 치료법

서양의학은 본질적으로 억제의학이다. 따라서 치료법도 건강을 위해선 몸의 아픈 증상만 없애 주면 된다는 대증(對症) 치료법을 낳게 했다. 무슨 말이냐 하면, 서양의학은 질병의 원인이 주로 외부적인 요인, 즉 세균이나 바이러스 등이 인체에 침입하여 발생한 것이라고 보기 때문에 항생제, 항바이러스제를 통하여 그들을 없애려 하는 것이다. 체했으면 소화제를, 설사를 하면 지사제를, 두통이 있으면 진통제를 복용하여 현재 나타나고 있는 증상들을 없애 주면 병이 낫는다고 보는 것이다.

반면에, 그렇게 하면 지금 내가 느끼고 있는 고통이 사라져 당장은 편할지 몰라도, 근본 원인이 제거되지 않아 언제든지 또 재발할 수 있으므로, 체했으면 뱃속에 남아 있는 음식물이 다 소화되도록 한두 끼 굶는 것이 더 낫고, 설사란 몸에 해로운 음식을 밖으로 내보내려는 신호이니 당장 설사를 멈추게 할 게 아니라, 나쁜 음식이 몸에서 다 빠져 나가도록 설사를 몇 번 더 해주어야 하며, 두통도 감기에 의한 것인지 체해서 그런 것인지 원인을 찾아 제거하는 것이 바람직하다고 판단하여 치료하는 방법이 동양의학의 치료법이다.

앞서 말한 서양의학의 대증 치료법은 해부학의 발달로 인해 인체를 바라볼 때 전체를 보기보다는 부분의 집합으로 보기 때문에 생겨난 치료법이라고 할 수 있다. 다시 말하면 동양의학에서와 같이 인체의 모든 기관이 서로 상호 작용한다고 보는 것이 아니라, 각 기관들의 조립품이 인체라고 본다는 것이다. 즉 인체 한 부분이 잘못되어 있으면 떼어내고, 다른 것으로 갈아 끼우면 된다는 논리이다. 그러나 동, 서양의학의 이러한 치료법들은 질병 상태가 부분이냐 전체냐, 또는 급성이냐 아니냐에 따라 결정되므로, 둘 중에 어느 것이 더 효과적이냐 하는 질문은 애들에게 "엄마가 좋으냐, 아빠가 좋으냐?" 하고 물어보는 것과 같이 의미가 없다고 하겠다.

05 학설이 바뀌는 서양의학

동양의학은 일반적으로 춘추전국 시대(BC 8-BC 3세기)에 쓰였다고 알려진 『황제내경(黃帝內經)』을 최고 경전으로 삼아, 여기에 기록된 질병에 대한 설명, 진단 방법, 치료 원칙에 입각하여 환자를 치료한다. 그리고 시대와 환경에 따라 치료 방법과 수단에는 약간의 차이가 있지만, 『황제내경』의 내용과 큰 변동 없이 그것이 지니는 가치는 절대적이다. 그것은 마치 대한민국의 모든 하위법인 민법, 상법, 형사법 등은 헌법 제1조 1항 "대한민국은 민주 공화국이다."라는 근본 취지에 입각하여 제정된 것과 마찬가지라는 얘기이다.

서양의학도 의학의 아버지라고 불리는 히포크라테스(Hippocrates, BC 460-BC 370경) 시대에는 인간을 하나의 전체로 보고 자연현상에 입각하여 질병을 치료하려고 노력했다. 그러나 18세기 중엽 병리학의 아버지라 불리는 이탈리아 모르가니(Giovanni Battista Morgani, 1682-1771)가 『해부로 인하여 검색된 질병의 위치와 원인에 관하여』라는 책을 저술한 이후, 질병의 위치를 밝히는 것이 곧 질병의 원인을 밝히는 것이라는 사고가 지배적이 되었다. 그러자 의사들은 질병의 위치를 알아내기 위해 경쟁적으로 인체 해부를 하기 시작했고, 이러한 해부 실험은 인체를 전체에서 부분으로 보는 시각으로 바꾸어 놓았다. 그리고 동일 질병에 대해서도 실험

방법이 다르다 보니 학자마다 다른 의견을 발표했고, 발표된 학설 중 누가 더 권위 있느냐에 따라 나머지 학설은 무시되기도 했다.

이와 같이 현대의학은 오늘날에 이르기까지 많은 시행착오와 오류가 있었으며, 한편 허구적인 학설도 많았다. 그 허구적인 학설 중 하나가 맹장이다. 몇 십 년 전만 하더라도 맹장은 염증을 일으킬 뿐 아무 쓸모가 없는 장기라고 하면서, 어릴 때부터 무조건 잘라 버리는 것이 가장 좋은 방법이라고 했다. 그래서 실제로 신생아 때부터 수술로 맹장을 떼어 내는 경우가 있었다. 그러나 동양의학을 통해 인체 하나하나가 다 소중하다고 배워온 필자는 과연 맹장이 그들의 주장처럼 쓸모없는 장기인가 의아하게 생각되었다. 아니나 다를까. 얼마 안 돼 그 학설은 슬그머니 자취를 감추어 버렸다. 미국 듀크 대학 연구팀이 맹장은 쓸모없는 장기가 아니라 인체에 매우 중요한 장기라는 것을 밝혔기 때문이다. 맹장을 제거해 버리면 면역력이 떨어져서 위암이나 대장암 등 암을 일으키는 원인 중의 하나가 된다는 것이다. 또한 맹장은 몸에 이로운 세균인 장내 박테리아를 보관해 놓은 장기로서 심한 배탈이나 설사로 장내 이로운 박테리아가 모두 빠져 나가면 그 부족한 이로운 세균을 보관해 주는 중요한 역할을 한다는 것이다. 지금은 신생아 때 고의로 맹장을 떼어 내는 경우가 거의 없다.

또 하나의 허구적인 학설은 1970년대 후반부터 1990년대 말까지 유행했던 개복 분만과 신생아 분유 먹이기 장려였다. 개복 출산과 분유 먹이기 장려는 산모와 태아의 건강을 위하고 산모의 고통을 줄임은 물론, 아기의 건강을 위해 풍부한 영양소가 들어 있는 분유를 먹여야 한다는 취지로 장려되었다. 그런데 지금은 어떤가? 정말 위험하지 않으면 개복 분만을 하지 말고, 신생아에게는 적어도 출생 후 6개월은 엄마 젖을 먹여야 면역력이 강해져 아이가 더욱 건강해진다는 새로운 이론이 나타났다. 그러면서 지금은 그 학설 역시 슬그머니 사라졌다.

우리 어머니들은 몇 천 년 전부터 자연 분만을 하고 젖을 먹이면서 자식들을 건강하게 키워 왔다. 편도선도 마찬가지로 무익한 조직이라고 했지만, 떼어내면 갑상선암이나 직장암에 잘 걸리는 것으로 조사되었다.

물론 인체 조직의 완전한 이해를 위해 더 잘게 부수고 해부하며, 설사 어제 발표된 학설이라도 그것이 틀렸다면 오늘이라도 수정 발표하는 것이 현대의학의 자세일 수도 있다. 그러나 몇 백 년도 아니고 몇 십 년 만에 학설이 뒤바뀌는 현대의학을 우리는 어떻게 받아들여야 할지 때로는 혼란스럽다. 필자가 생각건대 지금까지 발표된 현대의학 학설들은 앞으로도 많은 변경이 있을 것으로 본다. 왜냐하면 인체와 같은 신묘막측한 구조를 부분을 통해 전체를 파악하려면, 전체가 완벽하게 이해될 때까지 각 부분의 역할과 기능의 해석, 그리고 부분과 부분을 이어 주는 연결 고리에 관한 견해 차이로 오류가 생길 수 있기 때문이다. 그리고 이런 오류들은 이미 몇 백 년 전부터 근래에 이르기까지 치료법이나 약 개발에 있어서 기존 의학계의 권위에 의해 무시되거나 배척당해 오랜 기간 지연된 경우도 있었다. 몇 가지 재미있는 예를 들어 보자.

중세 유럽에서 많은 사람들이 괴혈병(고기와 곡식만 먹고 야채를 안 먹어 비타민 C가 부족하여 생기는 병으로서 출혈, 전신 권태감, 식욕부진, 피로 등의 증상이 일어남)으로 죽는 일이 허다했는데, 유명하다는 의사들도 원인을 알 수 없는 불치의 병이라고 판정했다. 당시 막강한 해군력을 유지해야만 하는 영국에서 특히 해군들 가운데 괴혈병으로 많은 사상자가 발생하자, 이를 해결하기 위해 해군 병원 주치의 제임스 린드(James Lind, 1716-1794)는 병사들을 대상으로 여러 가지 실험을 한 결과 괴혈병은 단순히 레몬쥬스만 섭취하면 된다는 사실을 1750년대에 발표했다. 그러나 그는 많은 의사들로 부터 조롱과 멸시를 받았다. 물론 그후에도 몇 십 년 동안 수많은 사람들이 괴혈병으로 죽어 갔다. 한편 1770년에 탐험가 제임스 쿡(James Cook, 1728-1779) 선장도 신선한 과일을 가득 싣고 항해를 떠나 23주를 항해하는 동안, 단 한 명의 괴혈병 환자도 발생하지 않았다고 발표했다. 이같은 결과에 1795년 영국 의회는 해군들의 괴혈병 예방을 위해 적당한 양의 레몬을 배에 싣고 다닐 것을 아예 법으로 제정했다. 실로 40년이 넘었고, 그 사이 많은 사람들이 목숨을 잃었다는 것을 생각하면 가슴 아픈 이야기다.

어디 그뿐인가? 19세기 중반 유럽에서는 병원에서 정체불명의 열에 의해 많은 산모들이 아이를 출산하자마자 산욕열(출산이나 유산

뒤 여성 생식기관의 감염으로 생기는 열)에 의해 사망하는 일이 속출했다. 의사들은 이 사태를 수수방관할 수 없었고 원인을 찾기 위해 동분서주했지만 사망자를 줄일 수는 없었다. 당시 의사들은 맨손으로 수술했고, 피 묻은 의사 가운을 입고 다니는 것을 자랑으로 생각했으며, 산부인과 전문의가 따로 없었기 때문에 다른 사람을 수술하다 피 묻은 손으로 아이를 받는 경우가 허다했다. 이를 유심히 관찰한 헝거리 의사 제멜 바이스(Ignaz Semmelweis, 1818-1865)는 오염된 손이 산욕열의 원인이라고 생각하고, 자신의 병원에서 손을 깨끗이 씻고 손톱을 짧게 깎은 후 아이를 받았더니 산욕열이 완전히 사라졌다. 그가 그 성과를 의학계에 발표하자, 의사 협회와 의학계는 그런 하찮은 방법으로 산욕열이 박멸될 리가 없으며, 산욕열이 그런 간단한 질병이 아니라며 그를 맹렬히 비난했다. 결국 바이스는 의학계에서 영원히 추방되었고, 실의에 빠진 그는 정신병으로 47세의 이른 나이로 생을 마감했다. 그 후에도 많은 산모들이 죽었는데, 단순히 손만 깨끗이 소독하면 된다는 그의 하찮은 이론은 50여 년이 지난 후 현대 세균학의 아버지라 불리는 독일 과학자 로베르트 고흐(Robert Koh, 1843-1910)에 의해 증명되었다. 현재 이 글을 읽는 우리들 입장에서 보면 정말 어처구니 없는 일들이다. 아집과 권위를 버리고 환자를 위한다는 마음으로 간단한 상식만 지켰어도 많은 사람들의 생명을 지킬 수 있었을 것이라는 안타까운 마음이 든다.

한편 독일 암 연구가 바르부르그(Otto Hrinrich Warburg, 1883-

1970) 박사는 세포 내 산소호흡 결핍으로 암이 유발된다는 사실을 밝혀내 1931년 노벨 의학상을 수상했다. 하지만 그의 업적은 의학계에 받아들여지지 않았고, 많은 암 환자 역시 그의 방법을 써보지도 못하고 죽었다. 그러나 오늘날 모든 질병과 관련하여 산소가 얼마나 중요한가 하는 것을 잘 알고 있고, 많은 사람들이 그 혜택을 보고 있다. 당시 의학계가 그의 이론을 받아들이지 못한 이유는 막강한 제약업계의 입김 때문이었다는 것이 오늘날 공공연히 알려진 비밀이다.

지나온 역사가 그렇듯 사람을 바보로 만들거나 천재로 만들 수 있는 것은 진실된 이론이 아니라, 당시의 권력과 재력이라는 것을 증명시켜 준 웃지 못할 사건들이다.

06 심장 이식 받은 자의 수술 후 삶

요즈음은 심장 이식수술을 했다는 얘기는 뉴스 거리도 안 된다. 심장뿐만 아니라 신장, 간 등의 이식은 공급만 있으면 수요자는 언제든지 대기하고 있는 실정이며, 이식수술은 거의 성공리에 끝난다. 우리나라에서도 일찌기 1990년대 초반에 심장 이식수술에 성공했고, 지금은 미국에서 한 해 2천 명 이상이 심장 이식수술을 받을 정도로 일반적인 현상이 되었다. 그런데 얼마 전 모 TV에서 심장

이식수술을 받은 사람들의 이식수술 후 삶에 관해 보도한 적이 있었는데, 흥미로운 점이 있어 소개한다.

미국 아리조나 주립대학 심리학자 게리 슈왈츠(Gary Schwartz) 교수가 지난 20년간 장기이식 받은 사람을 대상으로 연구하여 발표한 내용을 보도한 것이다. 대표적으로 돈과 사업에만 열중하던 63세 남자 빌 홀 씨가 심장 이식수술 후 철인 3종경기 같은 강도 높은 운동에 열중하게 되었다고 한다. 전에는 사업과 돈 버는 일에만 몰두할 뿐 운동에 별 취미가 없었던 그로서는 자신도 그 이유를 이해할 수 없음은 물론, 그의 과거를 아는 주위에서도 60세가 넘은 그가 그것도 심장 이식수술 후 갑자기 그런 격한 운동을 즐긴다는 데 놀라워했다. 그런데 알고 보니 심장 기증자의 직업이 20년간 헐리우드에서 스턴트맨 생활을 했던 사람이었다고 한다. 또 하나 특이한 것은 7세 소녀 제니퍼는 심장 이식 후 밤마다 살해당하는 꿈을 꿔 괴뢰워했는데, 알고 보니 기증자가 살해당한 소년이었다고 한다. 그래서 그 꿈의 기억을 되살려 몽타주를 그려 살해자를 체포했다고 한다. 이외에도 밝고 명랑했던 69세 남성이 심장 이식 후 우울증에 빠졌고 결국 13년 후 자살했는데, 놀랍게도 자살 수법이 기증자와 동일한 수법이었다고 한다. 또 그림에는 초등학교 실력인 사람이 심장 이식 이후 그림을 제법 잘 그렸는데, 심장 기증자가 아마추어 화가였다고 한다.

슈왈츠 교수는 이와 비슷한 현상을 70여 건 발표하고, 이러한 현상,

즉 장기 이식자들에게 기증자의 성격이나 습관이 그대로 전수되는 현상을 셀룰러 메모리(Cellular Memory, 세포기억설)라고 명명했다. 물론 이러한 현상은 과학적으로 증명된 것도 아닌, 극단적인 얘기에 지나지 않을 수도 있다.

07 서양의학과 동양의학의 심장

우리는 서양의학에서 심장이란 왼쪽 가슴에 위치한 근육질 기관으로서 규칙적으로 펌프질을 함으로써 온몸에 혈액을 공급해 주는 기관에 지나지 않으며, 사랑한다든지 여행하고 싶다든지 폭력을 행사하고 싶어 하는 일체의 정신작용은 뇌에서 이루어진다고 배웠다. 그리고 심장이 멈추면 죽는 것과 마찬가지로 뇌가 작동을 안 하면 역시 사망자로 간주할 만큼 뇌를 중요시하고 있다.

그런데 심장을 바꿔 달았더니 예전의 나의 의지와는 상관없이 수술 후 심장 기증자의 습관대로 행동 욕구가 일어난다는 것을 어떻게 설명해야 할까? 과학적으로 증명 안 된 것이라고 무시하기에는 뭔가 석연치 않은 점이 있다. 그것은 바로 동양의학에서 규정하는 심장의 기능을 들여다보면 심장 이식수술 전과 후의 행동 변화를 이해할 수 있을 것이다.

동양의학의 『황제내경』에 보면 "심자군주지관 신명출언(心者君主之官 神明出焉, 심장은 군주의 자리이며, 신명이 거기에서 나온다)"이라는 내용이 있다. 여기서 신명(神明)이란 일체의 정신작용을 가리킨다. 심장이 정신작용을 주관한다는 말이다. 그렇다면 서양의학에서 중요시하는 뇌의 기능을 동양의학에선 어떻게 정의하고 있을까? 특이한 것은 동양의학에선 뇌를 주요 장기 대열에 포함시키지 않고 있다는 점이다. 뇌는 간이나 신장, 췌장처럼 인체의 신진대사 일부를 맡아서 수행하는 장기가 아니라, 장기들끼리의 역할을 서로 연결시켜 주고 조절하는 중앙 통제소 같은 기능을 가진 부위라고 생각하는 것이다. 이와 같이 동양의학에서는 심장을 단순히 온몸에 혈액을 공급해 주는 펌프 역할만 하는 것이 아니라, 일체의 정신적 기능까지 담당하고 모든 순환기 계통을 건강하게 유지하며 속도, 강약, 혈액양의 대소를 조절하는 기관으로 생각한다.

놀라운 일을 목격하거나 강한 충격을 받으면 가장 먼저 심장이 두근거리고 맥이 빨라지며 얼굴이 붉어지면서 갈증을 느끼게 된다. 바로 심장에 열이 생겼기 때문이다. 그리고 이 같은 정신적 압박이 지속되면 건망증, 불안감, 더 나아가 우울증으로까지 발전하게 된다. 그런데 서양의학에서는 우울증, 분노, 공황장애의 원인을 뇌 속에 있는 호르몬이라고 생각하고, 그런 증세에 영향을 끼치는 도파민, 세로토닌, 아드레날린 등과 같은 호르몬을 인위적 작용으로 조절하여 치료하려 한다. 그러나 동양의학에선 주로 심장을 안정시키거나 강화시켜서 원인을 제거하려 노력한다. 다시 말해 동양의학에서는 심장을 단순히 장기로 보는 것이 아니라, 인체 내 심장이 하는 기능을 생각하면서, 심장이 제 기능을 발휘하지 못하여 발생한 질병이라고 보고 심장을 치료함으로써 원인을 제거코자 하는 것이다(심장의 중요성은 뒤에서 환자 치료 사례를 들어 다시 언급하기로 한다).

08 인공 심장 이식 주치의에게 보낸 편지

거의 30여 년이 다 된 아주 오래된 일이다. 1982년 미국 유타 대학 메디컬 센터에서 세계 최초로 인공 심장을 이식한다는 소식이 전해지자 세상이 깜짝 놀랐고, 의학계는 흥분했으며, 각종 매스컴은 경쟁적으로 보도를 했다. 아무 관련 없는 필자도 귀추가 궁금했다. 아니나 다를까. 첫 번째 시술자 치과의사 바니 클라크(Bannie Clark)가 112일 만에 죽고 말았다. 그 후에도 다른 환자들이 계속하여 얼마 살지 못하고 죽는 것을 보다 못 해 필자는 수술 담당 대표 의사인 드브리스(Devries) 의사에게 편지를 보냈다. 성공할 수 없는 수술을 계속하면 안 될 것 같아서 동양의학적 입장에서 인체 연결 관계를 설명하고, 인공 심장 이식수술이 왜 실패할 수밖에 없는지를 알리고자 한 편지였다. 그 편지 내용은 다음과 같다.

"존경하는 드브리스 의사님, 저는 동양의학 한의사입니다. 인공 심장 이식수술을 하시느라고 수고가 많으십니다. 그러나 안타깝게도 지난 4회의 수술에도 불구하고 모든 환자가 다 죽고, 이제 여섯 번째 수술을 준비하고 계신다는 것을 신문을 보고 알았습니다.

알아 두셔야 할 점은 네 분 모두 심장 이식수술이 잘못되어 죽은 것이 아니라, 신장(腎腸)이 상해서 죽었다는 점입니다. 동양의학에서는 간이 심장을 도와주고, 신장은 심장의 작용을 억제하는 역할을 하게 되어 있습니다. 아시다시피 심장은 다양한 정신적, 육체적 변화가 있더라도, 그 변화에 맞춰 속도를 조절하며 활동합니다. 즉 평온하거나 놀라거나 운동할 때, 피의 양과 피의 속도를 심장이 조절해 줘야 우리 몸의 모든 기관이 알맞게 일하고 알맞게 휴식하며 생명 활동을 하게 되어 있습니다. 그런데 지금 이식하는 심장은 속도 조절이 세 단계밖에 없고, 그것도 환자 몸 밖에 있는 스위치로 조절해야 하므로 육체적, 정신적 변화에 따른 다양한 속도를 맞추지 못한 채 활동하게 되며, 그래서 다른 장기들과 조화를 이루지 못하고 있습니다. 그렇기 때문에 신장이 무리를 해서 심장과 보조를 맞추려 해도 심장이 저 혼자 멋대로 작용하니 신장이 상하게 되는 것입니다.

좀더 쉽게 설명하자면, 몸에 수분이 많아 소변을 배출하려면 피가 신장으로 많이 가야 되고, 신장이 쉬어야 할 때는 피가 적게 가야 하는데, 인공 심장은 피의 양 조절도 잘 안 되는 데다(심장은 필요한 곳에 피를 더 보내 주는 역할도 한다) 피의 속도는 세 단계밖에 없으니, 쉬어야 할 때 못 쉬고 무리하다 보니 신장의 사구체 핏줄이

터지거나 막혀 버려 결국 못 쓰게 되는 것입니다.
제 의견으로는 아드레날린에 의해 속도를 조절할 수 있는 자동 속도조절 기관과 최소 수십 단계의 조절 기능이 필요하며, 몸의 상태에 따라 속도가 변해야 하기 때문에 그런 기능을 가진 인공 심장을 개발할 때까지 더 이상 필요 없는 수고를 하지 않으시는 것이 좋을 것 같습니다."

이상과 같은 내용이었다. 내 편지가 참고가 됐는지는 답장이 없어 알 수 없으나, 미국 식약청(FDA)으로부터 허가 받은 일곱 번째 수술은 이루어지지 않았다.

참고 : 흥분하거나 놀라거나 운동을 할 때 뇌는 아드레날린 호르몬 생산을 늘릴 것을 명령하고, 그 호르몬이 심장을 더 빨리 뛰게 하여 몸에 필요한 산소를 보충하게 한다.

09 동양의학의 인체 조직

이왕 얘기가 나왔으니 동양의학에선 인체 조직을 어떻게 보고 있으며, 서양의학과 다른 점은 무엇인지 알아보기로 하자.
우선 인체 구성의 기본 물질을 정기신혈(精氣神血)로 본다. 정(精)은 인체를 구성하는 가장 기본적인 물질이다. 기(氣)는 인체 활동을 하는데 필요한 기본적인 에너지로서 생리 체계는 물론 정신, 감정까지 작용하는 기능이며, 모든 병의 근원을 기(氣)의 부족으로 본다. 신(神)은 정신 작용을 포함한 생명 활동의 전 과정을 주관하는 곳이며, 기와 혈이 합쳐진 곳이다. 혈(血)은 붉은 액체로서 체내에서 끊임없이 순환하면서 인체를 구성하고 생명 활동을 유지해 주는 기본 물질이다.

한편 동양의학에서는 장기(臟器)를 장(臟)과 부(腑)로 나눈다. 장(臟)은 말 그대로 위장과 소장, 대장 등에서 섭취한 음식물을 운반하며 소화시켜 만들어 낸 인체에 필요한 중요 물질들을 저장해서, 필요할 때마다 꺼내 쓸 수 있도록 하며 안에 깊숙이 있어 외부와는 연결되지 않으므로 내과에 관련된 기관이다.

부(腑)란 음식물이나 특수액을 담는 텅 빈 자루나 주머니 같은 장기이다. 가느다란 관을 입, 코, 항문 등을 통해 집어 넣으면 닿을 수 있는 장기이다. 그래서,

부(腑)에는 위장, 소장, 대장, 방광, 담낭, 삼초(三焦)가 있고,
장(臟)에는 간, 신(콩팥), 비, 심, 폐, 심포(心包)가 있다.
따라서 원래 인체는 주요 장기가 6장 6부로 되어 있는데, 심장과 심포는 너무나 가까이 있어 거의 하나의 장기처럼 여겨 흔히 5장6부라고 부른다. 여기서 비는 비장(지라)과 췌장을 합한 것이고, 삼초(三焦)는 위와 십이지장 부위를 말한다. 심포와 삼초는 서양의학에서는 존재하지 않는 개념이다. 그 이하 뼈, 근육, 살, 털 등은 서양의학 개념과 비슷하다.

그런데 여기서 동, 서양의학이 뚜렷이 구별되는 두 가지 점이 있다. 첫 번째가 서양의학에서 그토록 중요시하는 뇌에 대한 인식 차이이고, 두 번째가 경락(經絡)의 존재 여부이다. 뇌에 대한 인식 차이는 앞서 설명했기 때문에 생략하기로 한다. 경락에 대해 말하자면, 동양의학에서는 가장 중요한 개념인데 서양의학에선 아예 존재하지 않는다. 경락은 동양인들에게는 쉽게 이해되는 것으로서, 인체 내부 장기에 어떤 이상이 생겼을 때 그와 연결되는 신체 어느 부분을 누르면 통증을 느끼며, 한참 압박하면 불편하던 장기가 편안함을 느끼게 되는, 살갗에 분포되어 있는 어느 점들을 말한다. 예를 들어 우리가 체했을 때 사관을 튼다든지, 또는 손바닥이나 발바닥을 눌렀을 때 인체에 있는 기관들이 꿈틀대면서 어느 부위가 시원함을 느낀다든지 하는 것이다. 또 장기에 이상이 생기면 그곳과 연결되는 점에 통증을 느낀다든지 혹은 피부 색깔이 변하는 반응점들이 있다. 이러한 반응점들을 기(氣)가 소통되는 구멍이라는 뜻에서 경혈(經穴)이라고 부른다. 이런 경혈이 인체 곳곳에 있으며, 경혈을 연결한 선들을 경락(經絡)이라고 부른다. 물론 경락도 기(氣)와 마찬가지로 해부학적 구조를 가진 조직은 아니지만, 기능적으로 반응을 예민하게 하는 무형의 점이요 선이다. 흔히 경락을 지도 위에 그어 놓은 위도와 경도에 비유하는데, 그것은 위도와 경도가 실제 바다나 땅 위에 선(線)으로 그어져 있는 것은 아니지만, 위치를 표시하는 데는 중요한 역할을 하는 것과 마찬가지라는 의미이다.

따라서 각 장기와 연결된 선을 폐경락, 신경락, 간경락이라 부르고, 그 장기에 이상이 있을 때 그 경락에 따른 점들 위에 침을 놓고 부황을 뜨며 수기(手氣)를 하여 치료하는 것이 일반적인 동양의학 치료법이다. 그리고 서양의학에서는 기질적인 의미를 지녔기 때문에 신장이 손상되었다, 염증이 있다, 부었다, 수축되었다라고 표현하지만, 동양의학에서는 기능적인 의미를 지녔기 때문에 '신(腎)이 허(虛)하다, 실(實)하다, 냉하다, 열이 있다, 습하다, 마르다' 등으로 표현한다.

한편 오늘날 동양의학에서는 경락을 공명 진동기나 초음파를 통해 과학적으로 규명하려 노력하고 있으며, 어느 정도 성과를 올리고 있다. 즉 경혈을 두드렸을 때 나는 소리는 맑은데 다른 살갗을 때렸을 때는 둔탁한 소리가 나는 소리의 차이점이라든지, 초음파를 다른 살갗에 비추면 얼마 못 가 막히지만, 경혈에 비추면 경락을 따라 초음파 빛이 선명하게 전달되는 실험으로 경락의 존재를 규명하려 노력하고 있다. 더불어 한 가지 덧붙이자면, 요즘 들어 많은 의학자들이 전통의학을 비과학적이라고 하지 않고 미과학적(未科學的)이라고 표현한다. 즉 과학적이지 않다는 얘기가 아니라, 전통적인 이론들이 하나하나 과학적으로 입증되고 있기 때문에 앞으로 과학적으로 밝혀질 수 있을 거라고 생각하는 것이다. 그리고 동양의학에서는 장기마다 정서와 감정을 담당하는 기관이 다른데, 폐는 슬픔, 간은 분노, 비장은 사고, 즉 생각, 신장은 의지력을 담당한다고 알려져 있다. 즉 너무 슬퍼하고 비통하면 폐가 망가지고, 잦은 분노는 간을 상하게 하고, 생각이 깊으면 비장이 손상되고, 놀라움이나 공포가 잦으면 신장에 해롭다는 것이다.

10 동양의학

본서는 동양의학을 논하는 전문 서적이 아니기 때문에 우리 동양인들이 알아 두어야 할 기본적인 것만 간략히 설명하고자 한다.

의학이란 동, 서양을 막론하고 사람을 질병으로부터 구하고 건강을 유지시켜 편안한 삶을 누리도록 하는 학문이다. 그러나 질병을 일으키는 원인을 어떻게 보느냐에 따라 치료 방법에 많은 차이가 있다. 서양의학은 앞서 말한 바와 같이 질병의 원인을 주로 외부적인 요인, 즉 세균이나 바이러스 등이 인체 안으로 침입하여 발생한 것이라고 보기 때문에 치료 방법도 이것들을 제거하는 데 치중해 왔다. 이에 반하여 동양의학에서는 인간이란 대지 위에서 자연과 더불어 살기 때문에 인체를 소우주(小宇宙)로 보고, 우주의 운행질서가 기(氣)에 의해 이루어지듯 인체의 모든 기관도 기를 통하여 움직인다고 본다. 따라서 질병의 발생 요인을 주로 사람의 기(氣)가 약해 면역력이 떨어져 인체가 나쁜 균을 방어하지 못해 일어나는 것이라고 판단하는 것이다. 이러한 시각은 육체와 정신이 서양의학이 보는 것처럼 각기 독립되어 따로 활동하는 것이 아니라, 인체 조직이나 기관 또한 생명 활동이라는 대전제 아래 유기적인 관계 속에서 서로 소통하고 연결되어 있는 전체라고 보는 것이다.

예를 들어 감기를 일으키는 병균이 인체에 침입했어도 그에 대한 면역력이 강하다면 감기 균을 잡아 먹어 병에 들지 않으나, 반대로 몸이 약해 면역력이 떨어졌다면 약한 병균일지라도 쉽게 질병을 일으킨다고 보는 것이다. 따라서 동양의학에서는 질병의 치료를 단순히 몸에 들어온 병균을 제거하는 데 초점을 맞추는 것이 아니라, 면역력을 튼튼히 쌓아 병균이 아예 침입하지 못하도록 하는 예방의학에 역점을 두고 있다. 병에 걸렸다 할지라도 인체의 상호 연관 관계를 고려하여 어디가 잘못되어 면역력이 약해졌는지를 살피면서 치료하는 것이 특징이다. 다시 말하면 동양의학 중 예방의학은 우리가 평소에 질병에 걸리지 않고 정상적인 생활을 할 수 있도록 안정된 심신 상태로 건강하게끔 하는 것을 중요시하는 의학이다. 그에 반해 서양의학은 병이 없는 상태가 건강한 것이므로 인체에 질병이 생겼을 때 병을 제거하는 치료 요법이다(최근에는 서양의학에서도 예방의학의 중요성을 알고 예방의학이라는 분야가 생겨났으나 아직까진, 별 주목을 받지 못하고 있는 실정이다).

한편 서양의학은 해부학과 실험을 바탕으로 생리학, 병리학이 발전된 구조 중심적인 학문이다. 그러므로 이들을 근거로 질병이 발생한 부위를 MRI, CT, X-RAY 등 여러 가지 진단 기기를 이용해 자세히 들여다보고, 세부적으로 파악하여 질병의 원인을 알아내 질병 부위를 중점적으로 치료한다. 그러나 때로는 기기에 안 나타날 수도 있다. 머리가 지끈지끈 아프고 찌르르 한다고 해서 MRI를 찍으면 나타날까? 특히 나이 많은 한국 여성들이 호소하는 소위 '화병'은 그것들에 찍힐까? 밤에 잠도 못 자고 울 정도로 아픈 오십견은 원인이 보일까? 본인은 숨을 못 쉴 정도로 답답하고 불안하고 심한 통증을 느끼는데, 거기에 찍혀야 원인이 밝혀지고, 원인이 밝혀져야 치료법도 나올 텐데, 방사선 소견이 '이상 무'로 나오고, 의사는 "신경성이니 신경쓰지 마시라."고만 하니 답답하게 느껴질 때가 있다.

그렇지만 동양의학에서는 MRI에 안 나타났어도 사람이 아프다고 하면 아프다고 하는 자체를 질병으로 보고, 왜 아픈 증상이 일어나는가를 맥과 형상 등으로 인체를 살피면서 종합적으로 관찰, 판단하고 치료한다. 때문에 머리 아픈 원인이 체한 데 있으면 위 경락에 침이나 뜸을 뜨고 위장을 달래는 약재를 쓰며, 화병은 억울한 감정을 제대로 발산하지 못하고 참는 가운데 생기는 울화병으로서 마음의 병이니 심장을 비롯한 오장육부를 다스려 치료한다. 물론 인체의 구조와 기능은 밀접한 관계가 있지만, 지금 자신이 느끼고 있는 각종 실상들을 토대로 인체 내부에서 일어나는 일들을 판단하는 것이 동양의학인 것이다.

현대 종합병원은 각 인체 기관에 따라 내과, 외과, 안과, 산부인과, 피부과 등으로 전문의가 모두 세분화되어 있다. 우리는 자연스럽게 자기가 앓고 있는 질병에 따라 해당 전문의를 찾아간다. 물론 국소 치료를 위해선 더할 나위 없이 좋은 치료법이다. 그러나 동양의학에선 위에 기술한 대로 인체를 전체적으로 보기 때문에 그렇게 복잡하게 세분화되어 있지 않다. 예를 들어 눈이 충혈되고 아프다고 하자. 서양의학에서는 당연히 안과에 가서 치료를 받는다. 그러나 동양의학에서는 눈 자체만으로도 아플 수 있지만, 눈은 간과 신장과 밀접한 관계가 있으므로, 어느 한의사를 찾아가도 지금 눈 아픈 증세가 간으로부터 온 것인지, 아니면 신장에 이상이 있어서 발생한 것인지를 살피면서 거기에 알맞는 치료를 받게 된다. 즉 원인을 찾아 치료하는 것이다.

웅덩이 물 한 쪽이 썩어 가고 있다고 할 때, 썩고 있는 부분에 방부제나 기타 다른 썩지 않는 화학 약품을 뿌리면 그 부분이 썩는 것은 당분간은 억제할 수 있다. 하지만 조만간에 방부제나 화학약품 성분이 웅덩이 전체에 퍼져 웅덩이에 있던 생물체가 다 죽게 마련이며, 따라서 얼마 지나지 않아 웅덩이 전체가 썩고 말 것이다. 그러나 위와 아래를 터주어, 위에서는 새로운 물이 들어오고, 부패된 물은 아래로 흘러 빠져 나가게 한다면, 웅덩이는 다시 생기를 되찾을 것이고 전보다 더 많은 생물체가 모여들어 생명력 넘치는 웅덩이가 될 것이다. 즉 부분을 보지 말고 전체를 보자는 얘기다.

위의 이론들을 근거로 동양의학의 기본적 개념을 쉽게 간추려 보자면,

1. 육체와 정신을 구분하는 서양의학과는 달리 그 둘이 밀접한 관계가 있다고 생각하되 정신적인 면을 더 중요시한다. 즉 질병은 대체적으로 마음에서 오는 것으로 간주한다.
2. 인간의 육체를 소 우주의 일부분으로 보고, 질병도 우주의 변화에 따라 발생하는 것으로 본다.
3. 인체 각 기관을 제품의 조립처럼 독립적으로 보는 것이 아니라, 기(氣)에 의하여 유기적으로 연결된 하나로 생각한다. 따라서 병의 원인을 인체 전체를 살피면 치료한다.

11 생활습관병

요즈음 선진국에서는 공해는 물론 좋지 않은 먹거리와 운동 부족으로 아이들도 암, 당뇨, 고혈압, 심장병 같은 성인병에 많이 걸리고 있다. 물론 한국도 예외는 아니다(참조 : 얼마 전만 하더라도 성인병은 성인이 되었을 때 나타나는 질병으로 알았는데, 요즈음은 아이들도 걸린다. 그러다 보니 앞으로는 성인병이라고 부르지 말고 '생활습관병'으로 부르기로 의학계에서 합의했다.)

이렇게 인체가 싫어하는 일들을 오래 하다 보니 유전자도 견디지 못하고 비정상적으로 변하게 된다. 비정상 세포 숫자가 적을 때는 면역세포가 그들을 죽일 수 있다. 하지만 비정상 세포 숫자가 많을 때에는 해결이 불가능하므로 더 많아진 변이 세포가 서로 뭉쳐 세(勢)를 과시하면서 인체 내에 각종 질병들을 일으킨다. 그리고 이러한 질병들은 인체 장기를 하나둘 바꾼다고 해서 치료되는 것이 아니다. 인체 전체를 살펴야 하는 전신병인 것이다.

그러나 서양의학은 앞서 말한 대로 인체 전체를 살피는 의학이 아니다. 그러다 보니 고혈압에는 혈압 강하제를, 당뇨에는 혈당 강하제를 개발하여, 치료한다는 개념보다는 더 위험한 상황으로 발전하지 못하도록 하고, 의사들은 그런 약을 평생 먹거나 주사를 맞아야 한다고 말한다. 비록 이것이 원인 치료법이 아니며, 그러한 약들을 장기간 사용함으로써 인체에 많은 영향을 줄 수도 있지만, 그 질병으로 인해 당장 생명을 잃을 수도 있다는 점을 감안한다면, 이러한 증상 완화제도 무척 고마운 것이다.

그러나 몸을 깨끗이 하고 활성화된 상태로 유지하여 병을 예방 또는 물리칠 수 있는 것이 더 좋은 방법이라 하겠다.

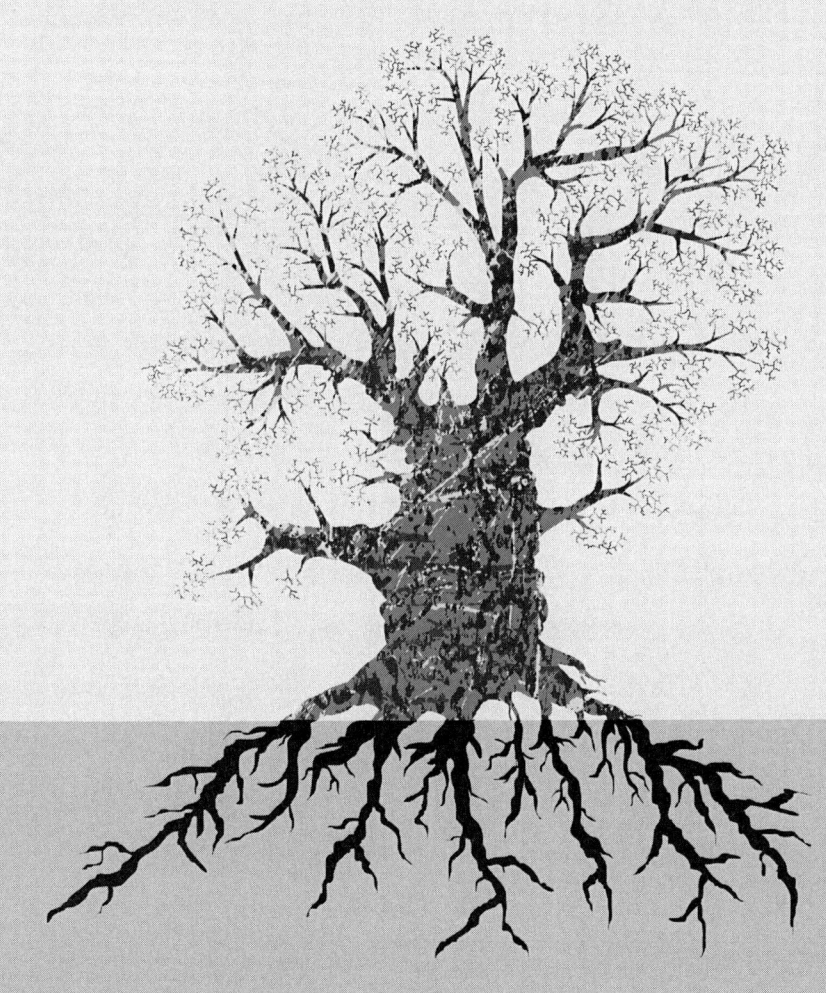

제 2 부

암 진단과 치료

01 암 환자와의 첫 상면

1983년 캘리포니아 몬트레이에서 한의원을 개설한 지 3년쯤 되었을 때, 이영란(가명)이라는 37세 된 여자분이 대장암 수술 후 재발되어 항암 치료를 받다가, 의사로부터 6개월 정도밖에 살지 못하리라는 선고를 받고 필자를 찾아왔다. 그때 한의사를 개업한지 얼마 안 되었지만, 암을 제외한 여러 종류의 환자들에게 성의를 다해 치료했다. 그러다 보니 그들로부터 고맙다는 얘기를 들어 온 터라 나름대로 자부심을 가지고 있었다. 그런데 뜻하지 않게 암 환자가 왔으니 당황스러웠다. 환자가 왔으니 치료해 주어야 한다는 의무감은 있지만, 암 치료란 욕심뿐이지 치료 지식이 거의 백지인 데다가, 환자의 상태가 여간 심각한 게 아니어서 섣불리 손대기가 어려웠다. 그러나 그 환자의 간절한 눈망울과 필자를 믿고 찾아왔다는 생각에 거절할 수가 없어서 우선 간단히 맥을 짚어 보고 복부 진찰을 해보았다. 특히 아랫배와 중완 근처(위 주변)에 단단한 것이 만져졌고, 환자는 152cm 작은 키에 체중이 101파운드(46kg)로 그렇게 수척한 편은 아니었으나 몹시 지쳐 있는 상태였다. 진찰을 끝낸 후 치료 계획을 세워야 하니 3일 후에 오라고 하고 돌려 보냈다.

그 후 알 만한 데는 다 연락하여 암 치료에 대해 문의하기 시작했다. 또한 나 나름대로 이 책 저 책 뒤적이며 방법을 연구하기에 골몰했지만 막막하기는 마찬가지였다. 이런저런 고민을 하고 있는데 이틀 후 천만 다행으로 반가운 소식이 들렸다. LA에 정모라는 의학 박사님이 계시는데, 한국 서울역 앞에서 큰 병원을 하다가 은퇴 후 미국에 거주하는 자녀들한테 와서, 지금은 자연식과 천연 치료로 만성병, 즉 암, 당뇨병, 고혈압, 관절염 등의 환자들을 고쳐 주고 계신다는 소식이었다. 그래서 박사님의 가르침을 받고자 그분을 잘 아는 분에게 사정 얘기를 하고 박사님을 찾아 뵙고 배울 것을 간곡히 요청했다. 그런데 소개하시는 분이 "정 바쁘시지 않으면 이곳이 휴양 관광지이니, 2주 정도 휴가를 내시면 여기서 잘 모시겠다."라고 박사님께 말씀드렸다고 한다. 그러자 흔쾌히 수락하셨다는 것이다. 얼마나 기쁜지 펄쩍펄쩍 뛰고 싶은 심정이었다. 즉시 환자에게 연락하여, 아무래도 나 혼자 치료하는 것은 무리가 될 듯하여 전문가를 불렀노라고 말했다. 그러자 환자도 얼굴이 밝아지면서 모든 비용을 본인이 부담하겠다며 매우 기뻐했다.

일주일 후 몬트레이 공항에서 참신한 모습의 73세 노신사를 만난 뵌 날을 아직도 생생히 기억한다. 자그마한 키에 검은 양복 정장을 입고 계셨는데, 알맞은 몸매에 주름살도 없는 얼굴이 홍안이라는 표현 그대로였다. 노인답지 않은 경쾌한 걸음걸이와 힘찬 목소리는 모습만 뵈어도 무엇이든지 하실 수 있을 것만 같았다.

그날 저녁식사는 이영란 씨가 댁에서 굳이 대접하겠다고 하기에 박사님이 미리 일러 주신대로 현미밥에 생채소 등을 준비케 했다. 당시만 해도 현미에 대한 효능이 널리 알려지지 않아 왜 이리 껄끄러운 밥을 준비케 하셨나 하고 의아하게 생각했는데, 알고 보니 이분이 한국에서 현미쌀 권장의 창시자이셨다. 박정희 대통령 정권 초기에 쌀이 모자라 수입할 당시 국민들에게 현미쌀을 권장하면 식량 문제도 해결되고 국민 건강에 지대한 영향을 끼칠 거라고 대통령께 권유하셨고, 식량대책 위원회의 일원으로 일하며 현미에 대한 저서도 여러 권 쓰셨다. 그리고 현미밥 하기에 알맞은 압력 밥솥도 직접 개발하여 국민에게 보급한 공이 많으신 분이셨다.

식사 후에 박사님은 단도직입적으로 암 치료에 대한 지시를 하기 시작하셨다.

"암이란 다른 것이 아니에요. 몸에 불순물이 많이 차 있으면 간과 신장이 무리하게 되어 몸의 저항력이 낮아집니다. 그러므로 치료 목표는 불순물과 독소를 빨리 배출시키는 것은 물론 독소를 더 이상 몸속에 넣지 않게 하는 것이오."라고 말씀하셨다. 그리고 다음과 같은 주의점들을 당부하셨다.

첫째, 환자에게 소금, 간장 등 짠 성분이 들어간 음식을 절대 먹이지 말 것.
둘째, 커피 관장을 매 두 시간마다 할 것(잠잘 때는 제외).
셋째, 밥은 현미밥, 반찬은 생채소만 먹을 것.
넷째, 채소즙(처방은 여러 가지 다른 조합 방법을 주시고 교대로 먹이라고 말씀하심)을 하루에 16온스짜리 컵으로 세 컵 섭취할 것.
다섯째, 암은 열에 약해 숯가루 찜질을 해야 하는데, 아마 씨로 풀을 쑤어 숯가루 죽을 만들어 배에 붙이고 뜨겁게 찜질할 것 (지금은 잘 쓰지 않는 방법임).

그 외에도 필자는 그 당시 기준성 씨의 부항법을 배워 활발히 활용하던 때라 전신 부항을 발바닥까지 붙여 주는 치료를 했다. 참으로 다행히 일주일쯤 지나자 환자의 얼굴이 밝고 생기가 나는 것처럼 보여 아주 희망적이었다. 박사님도 무척 기뻐하시며 2주 만에 LA로 돌아가셨다.

그렇게 6개월쯤 하고 난 뒤에는 배를 만져 봐도 경결(硬結, 단단한 물질)이 3분의 1쯤으로 훨씬 줄어들어 있었다. 그동안 커피 관장하는 것을 힘들어 하기에 콜로닉 머신(Colonic Machine ; 수압을 이용해 관장해서 대장에 있는 모든 오물을 씻어 내는 기계)을 구입해서 관장을 하루에 한번씩 해주었다.
그런데 암종은 좀 줄었으나 문제가 발생하기 시작했다. 갈수록 환자의 혈색이 창백해지면서 체중이 계속 줄어들고 자주 어지러움증을 호소하는 것이었다. 그러나 그에 대한 특별한 지식이 없었으므로 하던 치료를 계속할 수밖에 없었다. 1년쯤 지난 후에는 누웠던 자리에서 일어나기도 힘들 정도로 쇠약해졌다. 그래서 더 이상 방관할 수 없어 서둘러 위마(Weimar, CA)에 있는 요양소(당시 이상구 박사가 원장이었음)에 3주일 동안 보내기로 결정했다.

그런데 이게 웬일인가? 3주 후 눈을 의심할 정도로 건강한 몸으로 돌아왔다. 체중도 82파운드에서 90파운드 정도로 늘었고, 얼굴 혈색도 좋았다. 가장 두드러진 것은 환자의 기력이 회복되었다는 점이었다. 참으로 감사한 일이었다. 그래서 자세히 물어 보았더니, 도착

후 즉시 혈액 검사를 한 결과 나트륨과 염소(소금)량이 생명에 지장을 줄 정도로 낮았다는 것이다. 며칠만 그대로 놔두었으면 위험할 뻔했다며 즉시 식염수 정맥 주사를 놓아 주었고, 그러고 나니 힘이 나더라는 것이다. 그러면서 음식을 양껏 먹도록 하고 운동을 많이 시켰다는 것이다.

나중에 안 일이지만 정 박사님께서 필자에게 전수해 주신 치료 방법의 대부분은 맥스 거슨(Max Gerson, 1881-1959) 박사의 『암 치료』라는 책에서 하는 방식대로 가르쳐 주셨던 것이다(참고: 맥스 거슨 박사는 1940년대 미국에서 암, 낭창 등을 위의 방법대로 치료하다가 의사 자격증을 박탈당한 일이 있었다). 그래서 이제 불가피하게 치료 방법을 약간 변경해야 했다. 소금기를 음식에 첨가하고 운동을 많이 하도록 했다. 그런데 문제는 뱃속에 암 덩어리가 다시 고개 들기 시작하면서 구렁이가 들어 있는 것처럼 꿈틀거리고 심한 통증까지 느낀다는 것이다. 이러지도 못하고 저러지도 못하며 서로 힘들어 하다 결국 환자는 2년여 만에 고인이 되고 말았다. 얼마나 괴롭고 슬프며 가슴이 아팠는지, 그때 받은 마음의 상처 때문에 암 치료는 절대로 하지 않을 것이라고 다짐하기도 했다.

그러나 당시 미국에서 한의사로서의 장래는 그다지 밝은 편이 아니어서, 무엇인가 특별한 치료를 할 줄 알아야 한다는 강박 관념 때문에 어떤 새로운 암 치료법이 나왔다 하면 시도해 보고 실망하기를 여러 번 했다. 모든 치료법들이 환자의 고통을 약간 덜어 주고 생명을 조금 연장시키기는 하지만, 완치되는 경우는 한 건도 없었다. 필자가 그들의 비법을 제대로 터득하지 못해 그럴 수도 있겠지만, 암이 치료된다는 많은 책을 읽고 그 방법대로 써보면, 언제나 책에서 말하는 것처럼 되지 않았다. 아마 고쳤다는 것이 일시적이거나 혹은 백에 한둘 고쳤거나, 심한 경우에는 저자들의 이익을 위한 광고 수단일 뿐이었다. 어쨌든 지금은 고인이 되신 정 박사님께서 암 치료에 관해 필자가 오늘날의 결과를 얻을 수 있게 된 단초(端初)가 되어 주신 것을 무한히 감사하게 생각한다.

02 암의 정의

한국 국가암정보센터에서 정의한 암은 "인간의 몸을 구성하고 있는 가장 작은 단위를 세포(cell)라고 부르는데, 정상적인 세포는 세포 내 조절 기능에 의해 분열하며 성장하고 죽어 없어지며 세포 수의 균형을 유지한다. 그러나 여러 가지 이유로 인해 세포의 유전자에 변화가 일어나면, 비정상적으로 세포가 변하여 불완전하게 성숙하고 과다하게 증식하는데, 이를 암(cancer)이라 한다."라고 되어 있다. 그러면서 계속해서 "…암은 억제가 안 되는 세포의 증식으로 정상적인 세포와 장기의 구조와 기능을 파괴하기 때문에 진단과 치료의 중요성이 더 강조된다."라고 서술하고 있다.

03 암의 원인과 증상

위의 정의에 의하면 유전자 변화에 따른 비정상적인 세포가 과다하게 증식하여 암을 유발한다고 하는데, 그렇다면 유전자 변화는 왜 일어나는가?

위 정의에서 사용한 '여러 가지 이유'라는 표현으로 보아 아직까지 원인이 뚜렷이 밝혀진 것 같지 않다. 그래도 지금까지 학계에 보고된 내용을 살펴보면 대체적으로 유전적 요인과 주거환경 오염, 좋지 않은 음식, 올바르지 않은 생활 태도, 스트레스, 전자파와 자기장, 노인 연령층 증가 등을 원인으로 들고 있는데, 필자도 이에 동의한다.

암은 초기 단계에 특별한 증상이 없는 경우가 많기 때문에 다른 질병과 구분하기가 그리 쉽지 않다. 그러나 암이 자라면서 주위의 기관, 혈관, 신경 등을 압박하면서 여러 증상들이 나타난다. 예를 들어 뇌같이 복잡한 기관들이 많은 좁은 공간에서 생긴 뇌암은 암 크기가 작은 경우에도 증상이 빨리 나타나지만, 췌장처럼 크고 주위에 복잡한 장기나 기관이 없는 곳에서 자란 췌장암은 어느 정도 자랄 때까지 특별한 증세를 못 느낄 수도 있다.

암이 자라면서 나타나는 증상으로는 변비처럼 장이 막혀 생기는 증세가 있는가 하면, 췌장암은 소화 효소 분비를 막아 소화 불량을 일으키고, 담도암은 담관을 막아 황달 등의 증세를 보이기도 한다.

그리고 폐암은 기관지를 자극하여 기침을 유발하며, 암이 신경 또는 혈관을 누르거나 뼈 등으로 전이된 경우에는 통증을 유발시키기도 한다. 위암, 대장암은 암이 커져 출혈하는 경우도 있고, 폐암은 각혈, 방광암은 혈뇨가 생기기도 한다. 유방암은 초기에는 증상이 없으나, 어느 정도 진행되면 유방에 덩어리가 만져지고, 심한 경우 유두에서 피가 섞인 분비물이 나오기도 한다. 또한 거울을 보고 팔을 들었을 때 움푹 파인 곳을 발견하거나 유두에 습진이 생기면 검진해 봐야 할 것이다.

암은 체중감소, 발열, 피로, 전신쇠약, 식욕저하 등의 전신적인 증세를 만들기도 하는데, 이는 암세포들이 혈관이나 림프관을 통해 전신으로 퍼지기 때문이며, 동시에 면역 기관에도 영향을 주기 때문이다.

04 암의 진행 단계

암의 단계는 진단 시 암세포가 퍼진 정도에 따라 결정되며, 진행 단계에 따라 치료 방법이 결정되므로 검사를 받는 것이 매우 중요하다. 암은 암이 발생한 시점에서 혈관과 림프선을 따라 퍼지는데, 발생 부위 주위의 림프절을 조직검사하여 주위로 퍼졌는지 아닌지를 알 수 있다. 암의 진행 단계를 알아 내는 방법은 암 종류에 따라 다양하나 일반적으로 'TNM 법'을 많이 사용한다.

T(Tumor, 종양)는 암의 크기와 침윤(얼마나 깊이 침투했는가) 정도를, N(Node, 림프절)은 주위에 있는 임파절로 얼마나 퍼졌는지를, M(Metastasis, 전이)은 다른 장기로 얼마나 퍼졌는지 하는 여부를 나타낸다. 이 진단법에 의해 1기, 2기, 3기, 4기로 나누기도 하지만, 일반적으로 초기암, 진행암, 말기암으로 분류한다.

초기암은 1기에 해당하는 것으로 림프절이나 다른 장기로 퍼지지 않은 상태이다. 수술 등의 치료로 완치될 수 있는, 말 그대로 초기 단계이며, 진행암은 다른 기관에 얼마나 많이 전이되어 있느냐에 따라 2, 3, 4기로 구분한다. 이때는 여러 가지 치료법을 병행하여 진행을 억제하거나 정지시켜야 한다. 그러나 말기암은 여러 가지 치료에도 불구하고 암이 계속 진행, 악화되는 상태로서 생명 현상에 막대한 지장을 준다. 때문에 4기와 말기암은 동의어가 아니다. 4기라도 치료 가능한 것은 말기암이라고 부르지 않는다.

05 한국인의 암 발생률

2010년 1월 1일을 기준으로 2000년도부터 암을 진단 받고 생존해 있는사람은 80만 8503명으로 암환자 80만명 시대를 맞이하고 있다. 보건복지부는 2011년 12월 평균수명이 81세일 경우 암에 걸릴 확률이 36.2%(남 평균 77세 37.9%, 여 평균 84세 32.7%)라고 발표하였다. 이는 국민 3명중 1명은 암과 관련이 있고, 국내 사망 1위가 암이기 때문에 암은 반드시 정복되어야 할 질병이다.

정부가 발표한 2009년 한해 동안 발생한 암환자는 19만2천명(남: 9만9천, 여: 9만3천)으로 1999년 101,032명이였던 것이 매년 거의 1만명 가까이 늘어 2009년도에는 192,561명이며, 이러한 숫자는 2008년에 비해 6.7% 증가한 것이다.

이러한 통계들은 암 정복의 어려움을 나타내는 것인데, 무엇보다도 암 발생자가 갈수록 늘어나는 점이 문제이다.

암중에는 갑상선암이나 유방암처럼 5년 이상 생존율이 90%이상 높은 완치율을 나타내는 순한 암도 있지만, 대부분의 암들은 치료율이 그리 높지 않다. 특히 난소암, 췌장암, 담도암은 가장 나쁜 암으로 조기 발견이 잘 안되고 치료도 어렵다. 더군다나 우리나라 사람이 많이 걸리는 폐암이나 간암은 조기에 발견해도 치료가 간단치 않으며, 또 전이된 암이나 재발암, 말기암일 경우 대부분의 암들이 이렇다할 치료방법이 없다는 것이 현대의학의 문제다. 한국인이 잘 걸리는 5가지 대표적 암을 순서대로 분류하면 남자는 위암, 폐암, 대장암, 간암, 전립선암이며, 여자는 갑상선암, 유방암, 위암, 대장암, 폐암이다.

06 암으로 인한 사망률

통계청 발표에 따르면, 2010년 암이 원인으로 사망한 사람은 7만2천여 명으로, 전년 6만9천여 명보다 3.2%, 10년 전인 2000년 5만7천여 명보다 25% 증가했다. 암 사망자는 지난해 전체 사망자 25만5천여 명의 28.2%를 차지했다. 성별로는 지난해 남자가 4만5천여 명으로 전년보다 3.1%, 여자는 2만7천여 명으로 3.5% 각각 늘어났다. 암의 종류별 사망자는 폐암이 전년보다 4.7% 늘어난 1만 5천여 명으로 가장 많았다. 다행히 위암 사망자 수는 8년째 감소하면서 10년 전보다 12.8% 줄었고, 간암도 2년째 감소했다고 한다. 반면 폐암과 대장암은 해마다 늘면서 2000년에 비해 각각35.3%, 83.3% 늘었다고 발표했다.

위의 통계에서 보면 매년 18만여 명 이상의 암 환자가 발생하고 약 7만여 명 이상이 암으로 사망한다. 주변에서 가족 중 한 사람이 암에 걸리면 치료 비용을 충당코자 자기 집을 소유하고 있던 가정이 전세로, 전세로 있던 가정이 월세로 전락한 경우를 종종 본다. 그래도 완치가 되면 다행이지만, 암이라는 질병이 앞서 말한 대로 감기나 설사같이 갑자기 발생하여 며칠 지나면 스스로 회복되는 병이 아니라 장시간에 걸쳐 나타난 병이다 보니 치료에 많은 시간과 경비를 필요로 한다. 또한 환자가 가족의 생계를 책임지는 가장이라면 가족의 고통은 더 말할 수 없을 것이다. 이처럼 암은 당사자의 고통은 물론 경제적, 사회적으로도 막대한 손실을 초래하기 때문에 반드시 정복해야 한다.

하지만 암이라는 질병이 현대에 들어 갑자기 생긴 유행병은 아니다. 암(癌)이라는 한자어를 살펴보면 병들어 누울 녁(疒)자 안에 입 구(口)자 3개에 뫼산(山)자가 밑에 있다. 알다시피 한자는 뜻 글자이다. 글자의 첫 번째 해석은 먹고, 마시고, 호흡(공해)을 산처럼 많이 하다 보니 과식하여 병들어 누워 있다는 뜻이며, 두 번째 해석은 답답한 마음에 입(口)이 3개나 필요할 정도로 할 말이 많은데 산 같은 장벽이 가로막혀 할 말을 못 하니 울화가 쌓여 마음의 병으로 인해 누워 있다는 뜻이다. 즉 암의 원인은 공해와 과식과 울화가 주범이라는 것이다. 현대의학에서도 암의 원인을 공해와 과식과 스트레스라고 규정하고 있는데, 몇 천 년 전에 벌써 그 원인을 알아냈다는 사실에 해석을 위한 넌센스라고 하기엔 그저 놀라울 따름이다. 따라서 한자의 기원을 약 3천6백 년 전으로 본다면, 암이란 질병이 근래 들어 갑자기 유행한 병이 아니라 우리 인류의 역사와 함께해온 병임을 알 수 있다.

중국에서는 은나라 갑골문자에 이미 류(瘤, 혹 류)라는 글자가 새겨져 있으며, 기원전 12세기 주례(周禮)에는 종양을 치료하는 의사에 해당하는 양의(瘍醫, '양'은 종기 양. 여기서 말하는 양의는 암이 아니라 단순 종기로 보아야 한다는 학설도 있다)라는 용어가 등장한다. 또 황제 내경에는 근류(筋瘤, 근 조직에 발생), 장류(腸瘤, 장에 발생), 골수암(骨髓) 등에 대한 기록이 있고, 이런 증세들은 '인체를 운영하는 기(氣)의 순환이 잘못되어 발생하는 질병'이라고 정의하고 있다. 한편 허준은 『동의보감』에서 암을 옹저(癰疽, 악창 옹, 종기 저)라고 표현하고 그 주된 원인을 화병이라고 했는데, 이것을 현대적으로 풀이하면 스트레스일 것이다. 그는 과음, 과식, 과로, 과도한 성생활과 혈액순환 장애도 옹저의 원인이라고 했다.

07 서양의학의 항암 치료

오늘날 우리는 너나 할 것 없이 암에 대한 공포를 가지고 있다. 그 이유는 우리의 건강을 책임져 줄 것이라고 믿었던 서양의학의 암 환자 치료율이 우리가 기대하는 만큼 높지 않기 때문이다. 미국은 일찍이 1971년에 닉슨 대통령이 막대한 예산을 들여 국가정책 목표를 '암 극복(War on Cancer)'으로 정했다. 그러나 미 암예방협회는 1973-1999년 까지 암 발생률은 24%, 사망률은 30% 각각 증가했다고 발표했다. 그리고 40년이 지난 지금도 암과의 투쟁에서 승리자는 여전히 암이며, 오늘날 서양의학자들은 암 정복이 쉬운 길이 아니라고 말하고 있다.

물론 최근 서양의학의 치료 과정이나 항암제 개발에 많은 발전이 있는 것은 사실이다. 그러나 치료 방법에는 몇십년 전이나 지금이나 크게 달라진 것 없이 암 덩어리를 제거하는 수술요법과, 수술이 어려울 때는 항암제 사용이나 방사선 요법으로 암을 제거하려는 3대 요법이 그대로 사용되고 있다.

그렇다면 이러한 치료요법으론 왜 암을 완치시키기 어려운지, 필자가 잘 아는 서양의학 암 전문가가 설명해 준 내용을 서술함으로써 독자의 이해를 구하고자 한다.

최첨단 장비(X-Ray, CT, MRI 등)나 조직검사를 통해 5cm의 암 덩어리를 발견했다고 하자. 수술로 가능하다면 수술 후 항암제를 사용하여 암을 제거하려 할 것이고, 여러 군데 퍼져 있어 수술이 불가능하다면 항암제나 방사선을 이용해 치료할 것이다. 어쨌거나 한 군데 모여 있는 암 덩어리라 떼어내서 될 것 같으면 개복 또는 튜브를 통해 암 종양을 제거한다. 그런 후 의사는 환자와 보호자에게 "수술이 성공적으로 잘되었으니 안심하시기 바랍니다."라고 말하고, 환자와 보호자는 존경스러운 눈빛으로 의사를 바라보며 "감사합니다, 감사합니다."를 연발한다. 그런데 떼어낸 암 덩어리가 다른 곳에 전이되지 않은 초기암이라면 다행이지만, 암은 전신병이기 때문에 미처 발견하지 못한 곳에 전이되었을 가능성이 크다. 만약 전이되었다면 얼마 안 되어 다른 곳에서 또 다른 암 덩어리를 발견하게 될 것이다. 왜냐하면 암세포는 칼을 대면 더 빠른 속도로 번식하는 경향이 있기 때문이다(참고 : 암을 수술하면 오히려 암이 전신으로 퍼져나가고 재발하게 된다는 것은 이미 1950년대 미 일리노이 주립대학 워렌 콜박사에 의하여 밝혀졌다).

■ 2차 항암 치료

이때는 수술이 불가능한 상태라 항암제 투약과 방사선을 겸한 항암 치료를 하게 된다. 그런데 항암 치료라는 것이 악성 세포를 죽이는 치료이다 보니 약이 암세포보다 더 강하기 마련이다. 이렇게 강한 약을 사용하니 인체는 만신창이 되어, 약이 몸속에 들어가자마자 복통과 구토는 물론 설사를 일으키고 기운을 차릴 수도 없어 축 늘어진다. 오죽하면 머리카락이 저절로 빠지겠는가?

그런데 여기서 더 큰 문제는 항암 치료가 암세포만 제거하면 그래도 참을 만한데, 암세포 주변의 면역세포인 백혈구까지 죽여 버린다는 사실이다. 왜냐하면 방사선과 화학약품으로 제조된 항암제는 암세포와 정상세포를 구별할 능력이 없기 때문이다. 그래서 암세포 주위를 무차별적으로 공격하여 암세포는 물론 정상세포까지 죽인다. 그리고 항암 치료를 해도 암세포가 워낙 강하다 보니 때로는 5cm 암 종양이 완전히 없어지는 것이 아니라 얼마 정도는 남아 있게 마련이다. 이때 남아 있는 암세포는 더 강하게 변하는데, 이렇게 더 강력하게 변한 것을 내성이 생겼다고 한다. 남아 있는 암세포는 항암 치료 공격으로 정신을 못 차리다가 깨어나 보니, 자기를 없애려는 백혈구가 많이 줄어든 것을 인식하고, 막 번식하게 된다. 그리고 얼마 지나지 않아 의사는 암 종양이 다시 커진 것을 발견한다. 담당 의사는, 백혈구 수치를 체크하여 수치가 떨어져 있으면 작은 균에도 감염될 염려가 있어 위험한 합병증에 대한 염려로, 백혈구 수치가 오를 때까지 기다리거나 인위적인 방법을 사용하여 백혈구 수치를 올려놓는다. 그리고 나서 괜찮겠다고 판단되면 2차 항암 치료에 들어간다.

2차 치료 시에는 당연히 1차 때보다 더 강한 약을 사용한다. 이때 환자가 당하는 고통은 더 말할 나위도 없고 항암제뿐만 아니라 방사선 치료에 의해 백혈구는 더 많이 파괴된다. 그러나 내성이 강해진 암세포는 많이 줄어들지도 않았을 뿐더러 다른 곳까지 전이된 것을 발견하면, 일부 의사는 환자에게 상황을 설명하고 "항암 치료를 더 하시겠느냐?" 묻는다. 환자 중에서도 일부는 언제 죽어도 죽을 텐데 이런 극심한 고통을 받느니 차라리 편히 있다 죽겠다는 심정으로 "포기하겠다."고 선언한다.

■ 3차 항암 치료

그런데 다른 일부 의사들은 항암 치료를 끝까지 고집한다. 환자 또한 암에 대한 지식은 없지만, 생명에 대한 집착으로 지금까지 신봉해 온 현대의학이 반드시 고쳐 주리라는 믿음 하에 항암 치료를 더 받기 원한다. 당연히 3차에는 약이 더 강할 뿐 아니라 약의 종류와 양도 많다. 그러나 결과는 2차와 별 차이가 없고 환자 상태가 더 나빠지게 되면, 의사도 이때에는 안 되겠다는 판단 하에 포기하고 "집에 가서 잘 잡수시면서 편히 쉬시라."고 말한다.

이러한 과정을 몇 십 년 동안 그대로 답습하다 보니 환자의 고통은 말할 것도 없고, 주위에서 수많은 사람이 생명을 잃는 것을 지켜본 새로 암이 발생한 환자나 일반인도 암이라는 질병에 대해 죽음의 공포를 느낀다. 또 의사는 의사대로 환자의 생명을 살리지 못했다는 자책감에 빠지게 된다. 따라서 근래에는 환자가 육체적 고통을 덜 받게 하기 위해서 예전처럼 강력한 항암제를 한꺼번에 투입하지 않고 약하게 여러 번에 나누어 사용한다. 그럼으로써 환자의 고통도 다소 덜게 되었고 머리가 빠지는 경향도 많이 줄었다. 물론 고통의 강도가 덜하다는 얘기지, 아직도 그것으로 인해 적지 않은 고통을 느끼고 있음에는 변함이 없다.

다행스럽게도 최근에는 각 암 종양의 특징에 맞는 항암제(Targeting Therapy)가 여러 종류 개발되었다. 그래서 자신에게 맞는 항암제,

즉 자기 몸에서 자라고 있는 암을 테스트하여 종양을 효과적으로 제거할 수 있는 항암제를 골라 쓸 수 있게 되었다. 환자가 의사에게 자신에게 맞는 항암제를 써줄 것을 요구할 수 있는 것이다. 그리고 또한 방사선 치료도 암 종양만 제거하는 기술이 등장한 것으로 알고 있다. 참으로 다행스러운 일이다. 그러나 이러한 방법은 아직까지는 많은 경비가 소요되고 있어 경제적으로 넉넉지 않은 암 환자들에겐 큰 부담이 되고 있다. 여기까지가 현대의학의 항암 치료 과정 현주소이다.

이상에서 볼 때 중요한 두 가지 사실을 발견할 수 있다.

〈첫째는 조기 발견이고, 둘째는 면역력 강화이다.〉

08 조기 발견의 중요성

최근 연세 암센터에서 2000년에 암 진단을 받은 4,659명을 대상으로 2010년까지 10년간 생존율을 조사해 보니, 암 종양이 전이되지 않은 상태인 초기에 발견될 경우의 10년 생존율은 96.4%라고 발표했다. 대부분 생존했다는 말이다. 얼마나 경이로운 일인가? 이 통계로 볼 때, 할 수 있다면 병원을 자주 찾아 검진하는 것이 바람직할 것이다. 그러나 수술의 효과도 인정해야겠지만, 생존자의 대부분은 자신이 살기 위해 암에 대한 지식을 쌓고 깨달으면서 건강을 위해 많은 노력을 기울였을 것으로 판단된다. 왜냐하면 환자가 전과 같은 생활을 계속한다면 암은 반드시 재발하기 때문이다.

09 면역력

면역력이란 '외부에서 들어온 병원균이나 신체 내에서 생긴 비정상 세포에 저항하는 힘'이라고 사전은 정의하고 있다. 이미 기원전 450년 전에 의학의 아버지인 히포크라테스는 면역력이란 최고의 의사요 치료법이라 했다. 동양의학에서도 모든 질병의 원인을 면역력 방어 체계가 무너져 발생한 것이라고 말하고 있다.

사실 우리 일반인들은 얼마 전까지만 해도 면역력이라는 단어에 그리 크게 주목하지 않았다. 그러나 3, 40년 전부터 알려지기 시작한 소위 에이즈(AIDS)라는 후천성 면역결핍 증상 때문에, 그들 바이러스에 감염되어 인체 내 면역체가 파괴되면 각종 전염성 질환이나 종양 등으로 종국엔 사망에 이를 수 있다는 사실이 알려지면서 면역력에 대한 중요성을 깨닫게 되었다.

우리는 공해, 나쁜 식습관 등으로 몸속에 매일 여러 가지의 나쁜 균을 들여 보내고 있다. 또 올바르지 않은 생활태도와 스트레스 등으로 몸 스스로가 많은 불량 세포를 만들어 내도록 하고 있다. 그러나 우리가 하루하루 건강하게 지내는 것은 면역체가 몸을 방어하면서 나쁜 균과 불량 세포를 잡아 먹기 때문이다. 항상 적과 대치하고 있는 상황에서 어떠한 적도 침입할 수 없도록 방어벽을 튼튼하게 쌓는 것과 방어벽을 뚫고 들어온 적의 무기를 파악하고 그때부터 적을 물리칠 수 있는 더 강한 무기를 개발하여 적을 물리치는 것, 어느 쪽이 더 효과적인지 생각해 보면 쉽게 판단할 수 있을 것이다.

방어벽이 튼튼하면 병균이 쳐들어올 수 없기 때문에 새로운 박테리아가 생겼는지 안 생겼는지도 모르겠지만, 어쨌든 인체에 치명타를 가하는 새로운 박테리아가 생겨나 사상자가 발생했다고 하자. 현대 의학은 그때부터 그놈을 끄집어내 그놈의 무기가 로켓포인지 미사일인지, 그놈의 갑옷이 어떤 재질로 만들어졌는지 세심하게 분석한 후 그놈을 잡을 새로운 무기를 만들어 공격하기 시작한다. 그러나 그때는 이미 많은 사상자가 났을 때이며, 설사 그때부터 그 약을 복용하여 새로운 박테리아를 물리친다 해도, 그것이 화학 약품이라면 인체는 그로 인해 또다시 피해를 보게 되어 면역력이 그만큼 떨어진다. 얼마 전 신종플루 사스가 나타나 우리를 당황하게 만들고, 최근 유럽에서는 지구상에 존재하는 어떤 항생제로도 치료 불가능한 슈퍼버그라는 박테리아가 출현해서 한 해 2만5천 명이 감염되어 패혈증으로 많은 사람이 목숨을 잃고 있다고 하는데, 바로 이것이 그러한 현상이다. 그런데 더욱 심각한 것은, 아직 감염자가 그리 많지 않아 상품성이 없으므로 제약회사에서 약 개발을 서두르지 않고 있다는 점이다. 또한 그리스, 이탈리아, 헝가리 등의 국가에서 더 많이 발생하고 있는데, 이유는 이들 국가가 항생제 남용이 높기 때문이라고 한다. 이 같은 예를 보더라도 어떤 균도 침입할 수없는 방어벽을 더 튼튼히 쌓는 일이 훨씬 효과적일 것으로 판단된다. 면역력이 튼튼하면 이미 들어와 있는 적도 쉽게 물리칠 수 있을 테니 말이다.

이렇듯 동양의학은 암의 발생을 면역력이 약화된 상태의 전신 질환으로 보고 암의 치료와 예방에 임하고 있다. 따라서 면역력을 약화시키는 수술, 항암제 투여, 방사선 치료 같은 현대의학의 독극물 항암 치료법보다는, 독성이 거의 없는 한방 치료와 유기농 음식물, 유산소 운동 등으로 몸속의 독성을 제거하여 면역력을 키우는 데 주력하고 있다.

10 암에 대한 생각

서양의학이건 동양의학이건, 의학은 인간을 질병으로부터 구하고 건강한 삶을 살아갈 수 있도록 도와주는 인간을 위한 학문이다. 따라서 서로의 치료 방법이 다를지라도 목적에 맞는다면, 그것이 과학적이냐 아니냐 하는 문제를 떠나 정당한 의학으로 봐야 할 것이다. 방법이 다르기 때문에 비교 우위를 논하는 것도 판단을 유보해야 한다. 왜냐하면 과학적으로 증명되지 않은 점들이 많이 있음에도 불구하고, 동양의학을 비롯한 대체의학은 수천 년 동안 같은 방법으로 우리의 질병을 치료해 왔고, 그것을 통해 인류가 건강을 누려 왔기 때문이다.

동양의학에서 말하는 건강이란 장부(臟腑)를 포함한 인체의 모든 기관이 제 위치에서 각자의 기능을 다 발휘하면서 다른 기관들과 소통을 원할히 하고 있을 때를 말한다. 그리고 질병이란 인체 각 기관이 제 기능을 못 하고 각 기관끼리 소통도 원활치 못하여 몸속에 있는 면역체계가 무너져, 외부에서 침입한 적(병균)을 막아 내지 못했기 때문에 발생한 것이라고 본다. 따라서 인체 각 기관이 제 역할을 다하고 서로의 소통도 잘 이루어져 면역체계를 튼튼히 쌓는다면, 돌발 사고가 일어나지 않는 한 생명이 다하는 그날까지 큰 병 없이 건강하게 살 수 있다고 본다.

여기서 '다른 기관들과 소통을 원활히 하고'라는 표현은 동양의학에서 중요시하는 기(氣)다. 우리 동양인들에게 잘 알려진 기(氣)라는 용어는 '만물 생성의 본질 및 근원이 되는 힘'이라는 사전적(辭典的) 의미를 갖고 있다. 그와 마찬가지로, 동양의학에서도 기는 인체 활동을 하는 데 필요한 기본적인 에너지로 인식한다. 빛, 소리, 파장, 에너지장으로 존재하는 기는 한때 비과학적으로 치부된 적도 있었다. 그러나 근래 들어 기를 볼 수 있는 기기가 개발되어, 기기에 나타난 에너지 상태를 통해 건강 상태를 점검할 수 있게 되었다. 따라서 기(氣)는 인체가 활동할 수 있게 하는 생리 체계는 물론 정신, 감정까지 일관되게 작용한다고 보기 때문에, 인체에 기가 잘 흐르면 건강하다고 보는 것이다.

그렇다면 암은 물론 각종 질병에 걸리지 않는 건강한 몸이 되도록 인체 각 기관이 제 위치에서 각자 제 기능을 발휘하고 기(氣)가 잘 소통되려면 어떻게 해야 할까? 그것은 두말할 나위 없이 인체가 좋아하는 일을 하는 것이다.

그럼 인체가 좋아하는 일이란?

첫째 : **깨끗한 공기와 물을 마시는 것이다.**
둘째 : **유기농 식품으로 편식 없이 골고루, 과식하지 말고 알맞게 먹어야 한다.**
셋째 : **생활 태도를 바르게 가져야 하며, 과로하지 말아야 한다.**
넷째 : **편안한 마음과 긍정적인 생각으로 스트레스를 받지 않도록 한다.**

다섯째 : 수맥이나 유해 전자파, 자기장을 피해야 한다.

한 마디로 자연과 동화하면서 살라는 것이다. 그러나 이런 생활은 농촌이나 산간 지방에서 욕심 내지 않고, 있으면 있는 대로, 없으면 없는 대로 산다면 가능할지 모르지만, 도시의 무한 경쟁 속에서 살아가는 현대인들에겐 참으로 힘들다. 그러니 많은 현대인들은 자연과 동화되는 삶과는 정반대로, 공해가 만연한 환경에서 과음, 과식은 물론 옆사람과의 경쟁에 지지 않으려고 많은 스트레스를 받는다. 그러다 보니 인체 각 기관이 상처를 받게 되고, 상처가 쌓이다 보니 제 기능을 발휘하지 못할 뿐 아니라 각 기관과의 소통도 원활치 못해 자연히 면역력이 약화되고 방어 능력이 떨어져 각종 질병에 시달리게 되는 것이다.

그런데 두통이나 감기(물론 이러한 질병도 위험할 수 있지만) 또는 근육통 같은 가벼운 질병은 우리 몸 자체에 회복 기능이 있어 며칠 휴식을 취하면서 인체가 좋아하는 일을 하면 그 병으로부터 벗어날 수 있다. 그러나 이 같은 단순한 질병이 아니라 오랜 기간의 올바르지 않은 생활습관으로 인해 생긴 암이란 질병은 공해로 오염된 몸이 제 자신이 더럽다는 것을 인식하고, 변형 유전자 같은 쓰레기를 막 퍼뜨리면서 자신을 살려 달라고 몸 주인에게 아우성치는 것이다. 이것이 사실이라면, 암을 고치기 위해서는 더러워진 몸을 깨끗하게 해주는 것이 가장 과학적이고 확실한 방법이다. 즉 공기 좋은 곳에 가서 이 꼴 저 꼴 보지 말고 마음을 안정시키면서 유기농 생산과 같은 좋은 먹거리로 소식하는 생활을 오랫동안 해야 한다는 말이다.

물론 맞는 말이다. 그런데 암 환자가 가족을 책임져야 할 가장이거나 아직 부모의 돌봄이 필요한 어린아이라면, 오랜 기간 가족과 떨어져 있어야 하는 현실은 가족이나 환자 모두에게 경제적, 심리적으로 여러 가지 문제점을 안겨 줄 것이다. 그리고 무엇보다 "서양의학에서 포기한 말기 암 환자는 그대로 죽게 놔두어야 하느냐?" 하는 문제가 남는다.

〈가족을 책임져야 할 가장도 문제고 어린아이도 애처롭지만, 서양의학에서 포기한 말기암 환자가 그래도 살아야겠다는 의지를 갖고 그때부터 마음을 다스리고 자연에 순응하는 생활을 한다 하더라도, 심신 정화와 자연환경에 의해 몸이 깨끗해지는 속도보다 암세포 퍼지는 속도가 더 빠르다면 결국 죽게 될 텐데, 신속히 면역력을 높여 목숨을 살릴 수 있는 방법이 없겠느냐 하는 고민이다.〉 (말기암 환자 극히 일부는 자연치료법에 의해 암을 극복하는 경우도 있다.)

오늘날 우리들은 우리의 편리를 위해 만들어 놓은 여러 가지 먹거리나 상용 제품들로 인해 암에 취약한 환경에 살고 있다. 그러다 보니 암 환자 발생률이 점차 늘어나고 있다. 그러나 암 환자 발생률 증가 못지않게 암 환자 사망률 역시 늘고 있다는 것은 지금까지 발표된 치료 방법이 적절치 못하다는 말이 아닌가 한다. 특히 암을 치료하고 있는 서양 의사들조차도 "만약 당신이 암에 걸렸다면 당신이 지금 현재 행하고 있는 치료법을 사용하겠는가?"라는 설문조사에서 적지 않은 의사들이 부정적인 면을 보였다는 통계는 암 치료의 어려움을 잘 드러내는 것이라 하겠다. 즉 서양의학이건 동양의학이건 간에 현재 많이 발전했다고 하지만, 지금까지의 이론과 치료법으로는 암 정복이 그리 쉽지 않다는 이야기이다.

〈그렇다면 이것은 치료 방법의 일대 방향 전환이 필요하다는 뜻이 아닐까?〉

또 한 가지 말하고 싶은 것은, 암은 10년 이상 자라서 생긴다는 이론이다. 물론 이 이론은, 암은 종양 크기가 5mm 이상 되어야만 진단이 가능하므로 그 종양이 언제부터 생겨났는지 모르기 때문에 현대의학으로도 증명할 수 없는 문제이긴 하다. 그러나 필자가 암 치료할 때 보면 어떤 때는 암 덩어리가 줄어드는 속도가 빠르면 며칠 만에 없어지는 경우가 있다. 그렇지만 치료 방법이 맞지 않을 땐 동, 서 의학을 막론하고 한달 이내에 지름이 배 이상 커지기도 한다. 이러한 점으로 미루어 본다면, **〈암이란 여러 가지 원인에 의해 우리 몸의 면역 체계가 잘못되어 발생하는 질병〉**이어서, 면역 상태에 따라 성장 속도가 다르기 때문에 10년에 걸쳐 느리게 나타나는 사람도 있고, 한달 이내에 빨리 성장하는 사람도 있다고 하겠다. 따라서 10년 정도 걸려야 암이 된다는 이론은 좀 더 연구가 필요할 것 같다.

간혹 끈질긴 인체 내 저항력 때문에 자연적으로 잘 자라지 못하거나 줄어드는 경우가 있다. 이런 경우는 암이 몸의 저항력에 의해 억제당하고 있는 좋은 현상이라고 보아야 한다. 이 이론을 확신하는 이유는, 암 환자들이 마음을 정돈하고 생활습관을 완전히 바꾸어 치료를 열심히 할 때, 한달 안에 완전히 암 덩어리가 소실되는 것을 간혹 볼 수 있기 때문이다. 물론 그것으로 치료가 끝난 것은 아니다. 계속해서 마음과 정신을 좋게 유지해야 하고, 저항력을 높이기 위한 치료와 생활 습관을 최소 2년 이상 유지해야 한다.

11 암 치료법 찾아 3만 리

최초의 암 환자 이영란 씨에 대한 안타까운 마음으로 어떻게 하면 암을 잘 치료할 수 있을까 하는 생각에 필자는 지난 25여년간, 그 동안 배운 지식을 되살리고 경험을 쌓으면서 더 많이 배우겠다는 일념 하에 각종 세미나에 참석할 뿐 아니라 현장을 직접 방문하여 배우려 노력했다. 그러다 보니 어디서 천연 치료법으로 암을 잘 고친다는 소문을 들으면, 미국 내는 물론 독일, 대만, 멕시코, 중국, 한국, 심지어 최근에는 남미 페루까지 다니면서 관계자들로부터 설명을 듣고, 그들의 치료법을 관찰하며 보고 배워 왔다. 그것은 더 많이 배워 환자들에게 보다 효율적인 치료를 해야 한다는 의사의 의무로서, 훌륭한 치료법이 있다면 당연히 가서 배워야 한다는 마음 때문이었다. 물론 앞으로 더 많이 배워야 할 것이다. 그러나 지금까지 그들의 치료법을 보고 배우며 느낀 것은, 그들의 치료법을 다 이해하지 못했을 수도 있지만, 대부분 치료 기간이 오래 걸리거나 효과가 일시적이며 또는 위험할 수 있다는 점이다. 그 중에서도 특히 기억되는 것은 1990년대 초반 중국에서의 일이다.

중국 『북경신문』에 전면으로 여러 번 대서 특필되고, 미국에 와서 강연과 자신의 저서를 홍보한, 중국 암 치료의 대가로 알려진 당시 70대 중반의 Dr. S.라는 분이 계셨다. 이분이 암 환자를 많이 치료한다는 얘기를 듣고 그 치료 비법을 배우고자 중국으로 갔다. 과연 환자는 아침부터 인산인해를 이루고 있었다. 치료하는 방법을 옆에서 지켜보니 침이나 뜸, 수기 같은 치료법이 아닌, 중국말로 대화하고 몇 군데 만져 본 후 2종류의 알약만 한 봉지씩 주어 보내는 것이었다. 그 알약에 비법이 있으리라 생각하고 성분을 물어 보았지만, 나중에 알려 주겠다며 당장 가르쳐 주지 않았다. 그래서 Dr. S.에게 "돈은 달라는 대로 줄 테니 미국 가서 같이 일할 의향이 있느냐?"고 물었다. 그러자 그분은 "하버드 대 Dr. L. 교수가 찾아와서 백만 불을 들여 천연치료 센터를 지을 테니 오라고 했는데도 안 갔는데, Dr. 박하고 같이 일할 수 있겠느냐?"며 그 교수님의 명함을 보여 주고 일언지하에 거절하는 것이었다. 할 수 없이 견학만 하다 일주일 후 일정상 아무 소득 없이 미국으로 돌아왔다. 그러나 미련이 남아 그 후에도 몇 차례 전화해서 권유해 보았지만 번번이 거절 당했다.

그런데 어느 날 그분이 넘어져서 엉덩이에 있는 고관절이 부러지는 중상을 당했다는 것이다. 당시 중국 현대의술이 그리 발달되지 않아 뼈에 나사 못을 7개나 박았는데, 그 못 박은 부위가 다시 부러져 통증과 거동 때문에 어려움이 많다고 했다. 그래서 우선 그분이 얼마나 불편할까 하는 생각이 들어, 미국에서 고쳐 드릴 테니 오시라고 했다. 그러자 그분이 즉시 오셨고, 재수술 후 한달 만에 보행에 지장 없을 만큼 치유되었다.

그후 4개월간 필자의 한의원에서 같이 일하게 되었는데, 암 치료 성과가 들던 명성과는 거리가 너무 멀었다. 그래서 그분께 이유를 물었더니, 자기 가방에서 알약을 꺼내 보이며 "이걸 먹여야 한다."고 했다. 그래서 그게 뭐냐고 묻자 아뿔싸! 현대의학 항암제인 키모(Chemo)라는 것이었다. 실망이 이만 저만 아니었지만, 꾹 눌러 참고 그럼 나머지 하나는 뭐냐고 물었다. 그러자 부자, 대황, 섬수독 같은 독성 강한 한약재로 만든 것이라고 했다. 당시 중국은 동, 서양의학의 한계가 모호해 양, 한방을 같이 취급해도 된다고 했다. 그러나 미국에서는 이런 방식의 치료는 허용되지 않을뿐더러, 나 또한 독극물을 사용하여 치료하면 안 된다는 것을 경험적으로 알기 때문에 다시 중국으로 보내 드렸다.

서양의학의 항암 치료법이 암을 죽이겠다고 암보다 더 강한 약이나 인체에 상당히 해로운 방사선을 사용하기 때문에 많은 논란을 일으키고 있는데, 저런 독한 약을 써도 되나 하는 의심이 들었다.

그분의 비법이 또 따로 있는지는 모르겠지만, 단언컨대 암 환자는 절대 독한 약을 사용하면 안 된다. 왜냐하면 암 종양이 없어진다 해도 심장과 간, 신장이 망가져 건강에 지대한 영향을 미치기 때문이다. 물론 어떤 질병은 독을 사용하여 치료할 수도 있다. 그러나 암은 독을 사용하면 잠시 반짝할지 모르지만, 바로 사람을 삶은 시금치처럼 만들어 놓는다. 그러므로 독성이 있는 약은 사용치 말아야 한다.

또 다른 경험은, 소문을 듣고 독일에 갔을 때 동물 장기의 세포를 추출해서 근육 주사로 주입하는 방법이었다. 그런데 효과는 있는 듯했으나 시술할 때뿐이었다. 여기서 그것에 대한 언급은 생략하기로 한다. 그 외에도 기(氣)로 치료한다는 대만, 말기 간암을 치료했다는 한국의 어느 한의원 등 앞서 말한 대로 많은 곳을 찾아 돌아다녔다.

12 심장과 산소의 중요성

1990년대 초반의 일이다. 환자 중에 미스터 잉글(Engle)이라는 분이 있었다. 목수로서 연세가 70세인데도 젊은 사람처럼 일했다. 오랫동안 망치질을 한 탓인지 오른쪽 팔꿈치가 무척 부어 있었고 약 20° 정도 굽혀진 채로 펴지지도 않았다. 부기와 염증 때문에 통증으로 잠도 잘 못 잔다고 했다. 침과 부항으로 열심히 치료한 결과 일과 수면에는 큰 지장이 없을 정도가 되었다. 하지만 작은 통증은 계속 있었고, 치료를 중단하면 또 붓는 바람에 계속 치료를 해야 했다. 일주일에 한 번 이상씩 치료를 받아 왔는데, 3년 정도 지난 어느 날부터 갑자기 연락도 없이 발을 끊었다. 전화를 해도 받지 않아 궁금했었는데, 2년이 지난 후 점심시간쯤 먼지를 뒤집어쓴 채 미스터 잉글이 예약도 없이 나타났다.

병원에서 5분 거리에 있는 집을 수리하고 있는데, 보고 싶어서 왔다고 했다. 나 또한 반가웠고 내 눈은 자연히 오른쪽 팔로 신경이 갔다. 보니 매우 건강한 팔로서 멀쩡했다. 무척 궁금해서 무슨 치료로 이렇게 다 나았느냐고 물었다. 그러자 그는 아무 치료도 받지 않았는데, 2년 전 갑자기 기운이 떨어지고 어지럽고 해서 내과 병원에 갔더니 심장이 정상 작용을 하지 않으니 심장박동 조절기(Pace Maker)를 달아야 한다고 했다는 것이다. 그래서 그 조절기를 달고 나니 팔이 점점 좋아졌고, 이제는 감쪽같이 나았다며 팔을 보여 주었다. 팔은 전에 내가 뜬 뜸자국만 남아 있었고 아주 지극히 정상이었다.

심장과 관절염, 대체 무슨 관련이 있을까? 왜 심장박동 조절기를 넣으니 관절염이 낳았을까? 호기심에서 관절염 환자가 오면 심장 치료를 하고자 노력했다. 그러나 심장 치료라는 것이 말처럼 그리 잘되는 것은 아니었다.

그래서 심장 치료를 배우기 위해 소문을 듣고 중국에서 가장 유능하다는 심장 전문 한의사를 찾아갔다. 쑤웬이라는 분인데, 그분이 바빠서 대충 인사만 하고 2-3일 치료 과정을 관찰했다. 거기에 오는 환자들을 살펴보니 모두 중증 환자로서 쑤 의사의 치료를 대개 2-3년 받았다는데, 거의 모두가 매우 허약하고 몸이 불편해 보였다. 역시 그분의 방법으로는 완치가 어려울 듯싶었다.

돌아와 그때부터 몇 해를 꾸준히 연구한 결과 심장 치료를 웬만큼 하게 되었다. 그러나 그때까지도 관절염을 완치하는 치료에는 미치지 못하고 있었다. 심장이 암 치료에 중요하다는 사실을 안 것도 후의 일이다.

지금은 다 밝혀진 학설이지만, 어느 날 아침 샤워를 하고 있는데 갑자기 "심장에는 왜 암이 없나?"라는 의문을 갖게 되었다. 심장암은 거의 없고 심장의 외피에 아주 드물게 암이 있는데, 그것마저 대개는 폐나 흉강벽에 암이 있다가 심장 외피에 퍼진 것에 불과할 뿐이었다. 통계에 의하면 심장이 오른쪽에 있는 사람에게는 암이 있는데, 오른쪽에 심장이 있는 사람이 몇이나 될까 생각하면 거의 확률이 없는 일이다.

그러면 심장에는 왜 암이 없을까? 어떤 학자들은 심장 세포는 거의 분열되지 않는 세포이기 때문에 암이 잘 생기지 않는다고 말한다. 암은 분열이 잘되는 피부, 대장, 위 등에 잘 발생한다는 말이다. 그렇다면 분열 잘하는 소장암은 왜 드물까? 하는 의문이 또 생긴다. 동양의학에서는 심장과 소장은 같은 성질의 장기로서 불[火]로 표현된다. 서양의학에서도 암은 열에 약하다는 학설이 발표되었다. 따라서 심장과 소장은 열이 많은 장기이므로 암이 발생하지 않는 것이다. 그렇다면 심장의 기운을 강하게 하여 열을 온 몸에 골고루 보낼 수 있다면 암이 치료될 수 있을지도 모르겠다는 생각이 들었고, 거기까지 생각이 미치자 암 환자에게 평소 하던 치료와 더불어 심장 치료를 더 해보기로 마음먹었다.

〈그리하여 2004년 초부터 암 환자에게 심장을 튼튼하게 하고 심장 작용을 활발하게 하는 치료를 한 결과 대단한 성과가 나타났다. 그 해에 12명의 말기암 환자를 치료한 결과 8명이 완치되는 놀라운 결과가 나타난 것이다.〉

한편 앞서 말한 대로, 바르부르그 박사가 이미 밝혀 낸 사실이지만, 암 치료에 관해 또 하나 중요한 것은 산소이다. 우리 몸에서 기(氣, 에너지)를 발생하는 과정 중에 크렙 싸이클(Kreb Cycle)이라는 화학반응이 있는데, 이곳에서는 2가지 방법을 사용하여 세포 속 미토콘드리아(mitochondria)에서 에너지의 원천이 되는 열과 힘을 만들어 내게끔 하고 있다. 2가지 방법이란 산소를 이용하는 방법과

산소를 이용하지 않는 방법을 말한다.

좀더 설명하자면 미토콘드리아에서 에너지를 생산할 때, 산소를 이용했을 때에는 그 산소가 유산소 대사로서 암을 제거하거나 축소하는 역할을 하게 되지만, 산소를 이용하지 않는 무산소 대사는 암을 키움은 물론 젖산을 과잉 생산하여 통증을 유발시킨다. 왜냐하면 암은 무산소 대사를 함으로써 에너지를 만들어 낼 수 있기 때문이다. 따라서 크렙 싸이클에서 산소 유효율을 높여 세포가 산소를 이용하여 에너지를 생산케 할 수만 있다면, 암을 비롯한 다른 난치병도 치료될 수 있을 것이라 판단했다. 이러한 판단하에 꾸준히 연구한 결과 소정 목표에 거의 접근해 가고 있다.

13 암 진단(9군데 혈)

서양의학의 암 진단에는 다음 3가지 방법이 있다.

첫째, X-Ray, Ultra Sound, CT Scan, MRI, PET Scan, Thermography 등 영상 기기를 통한 방법,

둘째, 혈액을 통해 각종 검사의 수치를 파악해 알아 내는 방법,

셋째, 위 두 가지를 통해 암일 가능성이 클 때 해당 조직을 떼어내 암의 종류, 성질 등을 파악하는 방법 등이다.

특히 PET Scan은 최첨단 장비로서 암의 유무는 물론 활동 상황까지 볼 수 있는 기기이다. 이것은 USC(미 로스앤젤레스 캘리포니아에 있는 명문대학) 교수인 한국 물리학자에 의해 개발되었다. 암은 포도당을 먹고 자란다는 이론에 착안하여, 암 종양이 포도당 흡수를 활발히 하면 종양이 작더라도 성장 속도가 빠르다는 것을 알 수 있고, 덩어리가 크더라도 포도당 흡수가 보통 조직과 같거나 적다면 그 암은 죽은 암이거나 활동하지 않은 휴식기 암이라고 판정 내릴 수 있는 아주 유용한 영상 기기이다.

동양의학은 서양의학과 달리 위와 같은 기기에 의존하지 않으므로 지금까지 암을 진단하는데 많은 어려움이 있었던 것 사실이다. 그에 따른 오진으로 병을 키우는 경우도 있었고, 치료 방법 또한 뚜렷한 진전이 없었다. 따라서 동양의학 의사라면 대부분 느끼고 있는 위와 같은 답답함을 어떻게 하면 풀 수 있을까에 대해 필자도 꾸준히 생각해 왔다. 그간 많은 환자들을 접하면서 암 진단 방법을 다각도로 연구한 결과, **〈인체 근육의 강, 약을 테스트하여 암의 유무는 물론 암 전 단계(종양 크기 5mm 이하)까지 유추할 수 있는 정확성을 가지게 되었다.〉** 그에 따라 암을 예방 및 치료하는 데 많은 도움을 주고 있다.

암 치료는 동, 서 의학을 막론하고 아직 정확한 암의 원인을 알아 내지 못해 지금까지 암 종양을 제거하는 치료로만 일관되게 이루어져 왔다. 한편 우리 몸의 낮은 저항력과 해로운 발암 물질에 인체가 노출된 것도 암의 주된 원인으로 알려졌기 때문에, 그에 대한 대처 수단으로 저항력에 도움되는 호르몬 투여나 수혈, 또는 피를 세척하는 방법도 사용해 왔다. 하지만 많은 비용이 들어가는 것에 비해 효과가 미미하거나 일시적이어서 큰 가치는 없다고 하겠다. 그렇다면 위와 같이 외부에서 항암제나 방사선 치료 또는 호르몬 투여나 수혈 같은 방법이 아니라, 인체 내부에서 스스로 저항력을 키울 수 있는 방법은 없을까? 저항력을 키워 암 종양은 물론 뿌리까지 제거할 수 있는 방법은 없을까?

하나님께서는 인체를 완벽하게 만드셨고, 그래서 우리에게 회복 기능을 주셔서 어디가 탈이 나도 며칠 지나면 시나브로 낫는 것을 경험하듯,

〈현재 저항력이 약할지라도 인체 내에서 면역세포를 생산하는데 도움이 되는 화학 물질(효소, 호르몬 등)을 생산하는 곳을 찾아 그곳의 기능을 활성화시켜 면역세포 생산을 극대화할 수 있다면, 아무리 강한 암 종양일지라도 뿌리까지 제거할 수 있을 것이라는 이론을 확립하고, 수많은 시행착오 속에 하나하나 찾아낸 곳이 지금부터 설명하고자 하는 9군데 혈이다.〉

과거에 암 환자였거나, 현재 암 환자로서 어떤 방법이든 치료를 받고 있거나, 또는 자신은 몰라도 악성 종양이 몸에서 자라고 있는 사람은 9군데 혈의 기(氣)가 전부 약하다. 자기 자신은 건강하다고 생각해도 테스트를 했을 때 아홉 혈이 모두 약한 느낌을 받아 "만일을 위해 건강검진 차원에서 MRI나 CT Scan을 찍어 보라."고 권

하면, 많은 경우 암 판정을 받고 거의 죽을 상을 하며 다시 찾아오곤 한다. 지금까지 경험상 악성 종양을 가지고 있는 사람은 그 크기가 5mm(현대의학에선 종양 크기가 5mm 이상일 때만 발견할 수 있음) 이하라고 할지라도 몸에 종양이 있다 없다를 판별할 수 있다. 서양의학의 영상 기기와 같이 위암, 유방암, 대장암, 폐암 등 정확한 위치를 판별할 수 있는 방법을 연구 중인데, 많은 진전이 있어 곧 정확한 위치까지 밝힐 수 있으리라 생각된다.

현재까지 발견된 진단 혈은 심장혈, 골수혈, 부갑상선혈, 아드레날린혈, 췌장혈, 곰팡이혈, 이스트혈, 심뇌혈, 심비혈로 9군데 혈이다. 지금부터 그 진단 혈들이 왜 그렇게 중요한지 알아보자(참조 : 각 혈자리 명칭은 필자가 발견하여 붙인 이름이며, 그에 따른 이론과 실제 일어나는 현상에 따른 설명을 최선을 다해 기술코자 한다). 지금부터 말하고자 하는 진단 혈들은 저항력의 주축인 흰피톨, 림프나 화학물질을 제조 혹은 활성화시키는 장기들이 대부분이다.

1. **심장혈(心臟穴)** : 앞서 말한 대로 동양의학에서 심장은 군주지관이라 불릴 만큼 인체 각종 기관들을 다스리고 도와 주며 우리의 생명력을 주관하는 기관이다. 따라서 심장은 조금만 이상이 생겨도 건강에 지대한 영향을 준다. 말할 것 없이 심장은 암에도 지대한 영향을 끼치는데, 강하고, 활발하게 작동하는 심장을 가진 사람은 암에 걸리지 않는다. 필자는 이미 20년 전에 '심장에는 왜 암이 생기지 않는가?'라는 의문으로부터 이런 사실을 유추해 냈다. 앞서 말

한 대로 심장암은 매우 희귀한 병이다. 그것도 주로 오른쪽에 심장을 가진 사람에게 많이 발생한다. 그런데 오른쪽에 심장을 가진 사람이 얼마나 있을까를 생각하면 심장암의 희소성을 짐작할 수 있을 것이다.

심장은 뜨겁고, 맑고, 생명력 왕성한 피를 뿜어내기 때문에 열에 약한 암은 자랄 수가 없다. 따라서 이렇게 뜨겁고 좋은 피를 우리 몸 구석구석까지 보내 준다면 암은 발생할 수가 없을 것이다. 그래서 암에 걸리는 가장 중요한 원인 중의 하나는 심장 작용이 부실하기 때문이다. 실제 암 환자를 진찰해 보면 거의 100% 심장혈이 약하다. 따라서 암 환자 치료는 무엇보다 심장부터 이루어져야 한다.

그런데 암 환자의 심장 치료는 외부의 인위적인 치료도 중요하지만, 그보다 더 앞서는 것은 마음을 건강하게 하는 것이다. 많은 암 환자들이 암의 고통과 공포로부터 벗어나고자 하나님께 "암을 치유해 주십시오." 하고 간절히 기도하는데, 이런 자신을 위한 기도보다는 용서와 사랑과 인내와 봉사를 할 수 있는 마음이 진정으로 우러나와 그런 것들을 실천할 수 있게 해달라는 이타적(利他的)인 기도를 하면 훨씬 마음이 편안하고 안정되며 효과적이다. 스스로 해보면 느낄 수 있을 것이다.

2. 골수혈(骨髓穴) : 인체의 모든 면역세포(백혈구, T 림프톨, 대식세포 등)는 골수에서 만들어진다. 생산 공장이 건실하고 잘 돌아가면 품질 좋은 상품이 나오고, 기계 정비가 잘 안 되어 있거나 낙후된

시설이면 불량품이 생산되는 것과 마찬가지로, 골수가 병들었거나 약하면 면역세포를 충분히 생산해 내지 못해, 암세포가 발생했을 때 그것을 처리할 수 없어 암에 걸리게 되는 것이다. 골수혈은 목 부분에 있는데, 만져서 약한 기운이 들면 수기를 통해 강화시킬 수 있다.

3. 부갑상선혈(副甲狀腺穴) : 부갑상선이란 부갑상선 호르몬을 생산하는 곳으로서 갑상선 뒤쪽에 상하좌우로 4개가 있다. 부(副)자가 붙어 있어 의학계에서도 별로 주목받지 못하고 있는 곳이지만, 이 호르몬은 어떤 호르몬보다 중요한 역할을 한다. 즉 혈액 속의 칼슘양을 조절해 주는 역할을 한다. 칼슘을 우리는 그저 뼈를 조성하는 미네랄 정도로만 알고 있는데, 그것도 중요하지만 그보다 더 중요한 것은 신경과 근육의 전기 에너지의 운송 역할을 한다는 점이다. 따라서 칼슘은 생명을 유지하는데 필수적인 것이다. 혈중 칼슘 농도는 언제나 9-10mg/dl이어야 한다. 그 이하로 떨어지면 부갑상선 호르몬이 분비되어 뼈에서 칼슘을 빼내 혈중으로 보낸다. 따라서 부갑상선은 이러한 중요한 역할을 하기 위해 백업 시스템(보완 작용)이 잘되도록 4개씩이나 달려 있어 고장이 잘 안 나기 때문에 그리 크게 주목 받지 못했다.

그러나 생활 환경이 복잡해져 칼슘 필요량의 변화가 너무 심하다 보니, 그 변화에 대처하던 부갑상선도 고장나는 일이 많아졌다. 고장의 대부분은 저하증(低下症)이 아닌 항진증(亢進症)이다. 항진증이 되면 피 속의 칼슘 농도가 10mg이상 되는데, 이렇게 높으면 모든 신경과 근육활동에 지장을 주기 때문에 골다공증, 무기력증, 우울증, 조울증, 암과 같은 힘든 병에 걸리게 된다. 부갑상선 항진증에 의해 암에 걸리는 이유는 다음과 같다.

첫째, 피 속에 칼슘이 많아지기 위해서는 뼈에서 칼슘을 계속 빼내야 하므로 뼈가 약해지고, 골수도 덩달아 약해지며 면역세포를 생산하는 데도 지장을 주기 때문에 암 유발 가능성을 높인다.

둘째, 혈중에 칼슘 양이 많으면 근육과 신경 작용이 약해진다. 따라서 자연히 모든 대사작용도 약화되며 몸속 노폐물이 쌓여 발암 인자가 많아진다. 이것이 부갑상선 호르몬이 과잉되면 암에 걸리게 되는 이유이다.

이것을 연구하면서 발견한 또 하나의 재미있는 사실은, 암 환자들에게는 대체적으로 비타민 D가 모자란다는 것이다. 그래서 요즈음 암 환자에게 비타민D3를 먹도록 하는 것이 유행이다(참조: 비타민 D는 D1에서 D7까지 있는데, 인체에 필요한 것은 대체적으로 D3이다). 왜냐하면 비타민 D3은 부갑상선 호르몬과 반대되는 역할, 즉 혈중의 칼슘을 뼈 속으로 이동시켜 뼈를 튼튼하게 만드는 역할을 한다. 따라서 칼슘이 뼈 속에는 모자라고 피 속에는 많은 항진증 증상을 해결하기 위해 비타민 D3를 먹어야 한다는 것이다. 그 외에도 비타민 D3은 장으로부터 칼슘 흡수를 돕는 역할도 하므로 칼슘 대사에 대단히 필요한 물질이다.

그러나 무조건 비타민 D3만 공급해 주기보다는, 부족한 원인을 찾아 해결하는 것이 좋다. 부갑상선 호르몬 공급의 조화를 맞춰 병행하는 것이 장기적으로 볼 때 효과가 크기 때문이다. 이러한 알맞는 조화는 암 치료에 아주 중요한 포인트이다. 효과적인 비타민 D 섭취는 해가 뜨는 아침에 15-30분씩 햇볕에 피부를 노출시켜 걷는 것이 가장 좋은 방법이며(특히 비타민D3), 그 외 음식물로는 생선과 생선 기름, 계란 노른자, 오렌지 쥬스, 녹색채소, 요구르트, 치즈 등을 통해 섭취할 수 있다.

4. 췌장혈(膵臟穴) : 지금까지 알려진 바 췌장암은 다른 장기들 뒤에 있고 증상도 별로 없어, 많이 악화된 상태에서 늦게 발견되기 때문에 고치기가 어려워 치사율이 높다고 알려져 있었다. 그러나 오늘날의 의학은 MRI, CT Scan, PET Scan과 같은 진단 기기로 인체를 샅샅이 들여다볼 수 있는데, 과연 늦게 발견될 수 있을까? 또한 췌장에 암이 발생하면 체중감소, 소화불량, 심한 좌상복통과 같은 증상이 수반되는데, 증상이 없다는 것도 설득력이 약한 것 같다. 그렇다면 췌장암이 잘 낫지 않는 이유와 사망률이 높은 원인은 무엇일까? 췌장은 포도당을 혈액에서 조직으로 운반하는 인슐린과 조직에서 혈액으로 운반하는 글루카곤이라는 호르몬을 생산할 뿐 아니라 리파제, 프로티스, 아말라제 같은 소화 효소를 만들어 인체에 공급하는 중요한 장기다. 그리고 글루카곤과 프로티스는 암을 예방하는 필수 물질인데, 췌장에 암이 생기면 이런 물질을 생산할 수 없어 암이 걷잡을 수 없이 커지기 때문에 치료하기 힘들고 사망률도 높은 것이다. 따라서 외부에서 췌장의 건강 상태를 체크할 수 있다면, 췌

장에 암이 발생했는지의 여부는 물론 다른 암에도 쉽게 걸릴 수 있다 없다를 파악할 수 있다. 그래서 췌장혈을 다스려 글루카곤과 프로티스를 공급할 수 있다면 췌장암은 치료될 수 있고, 췌장에서 생산되는 물질로 인해 발생하는 기타 다른 암도 췌장혈을 다스려 췌장이 제 기능을 하도록 하여 치료에 큰 도움을 줄 수 있다.

5. 곰팡이혈 : 인체는 해독 기능이 있어서 곰팡이균이 들어오면 그것을 물리칠 수 있다. 하지만 해독 기능이 부실하여 인체에 많이 쌓이면 각종 염증, 무좀, 피부병, 암 등을 유발시킨다.
이탈리아 암 전문의 시몬시니(Simonchini, MD)는 암은 곰팡이에 의해 생긴다는 이론을 정립하고 베이킹소다 등을 이용해 암 환자들을 효과적으로 치료하고 있다. 곰팡이를 제거하는 것도 암 치료에 중요한 포인트이다. 곰팡이는 알칼리성에 약하기 때문에 우리 몸을 약 알칼리성으로 유지해야 한다. 운동과 푸른 잎 채소를 섭취함으로써 알칼리성 유지에 힘쓰도록 하자. 곰팡이혈은 갈비뼈 사이에 있고, 치료점은 척추에 있다.

6. 이스트혈 : 이스트도 우리 몸에 해로운 역할을 한다. 이스트 알비칸(이스트 균의 일종)은 구강염, 질염, 요도염을 일으키는 것은 물론 우리 몸을 매우 약하게 만드는 것 중에 하나로서 없애기도 힘들다. 따라서 이것을 완전히 제거하는 것이 암을 빨리 치료할 수 있는 요건이기도 하다. 운동과 푸른 잎 채소를 많이 섭취해 약알칼리성으로 만들어야 하고, 몸이 냉한 사람들이나 수분대사가 좋지 않

은 사람들에게 잘 발생하므로 따뜻한 음식을 즐겨 먹어야 한다. 이 스트혈은 명치 위에 있고, 치료점은 등에 있다.

7. 아드레날린혈 : 아드레날린은 정신적, 육체적으로 스트레스를 받거나 과로할 때 많이 발생하는 호르몬이기 때문에 나쁜 호르몬으로 생각하고 있으나, 우리 몸에 활력을 불어넣어 주고 해로운 상태를 줄여 주므로 과하지만 않다면 꼭 필요한 호르몬이다. 아나필락틱 쇼크(페니실린 쇼크나 벌독 등의 심한 알러지로 수분 내 생명에 위협을 받는 증상)나 다른 심한 알러지를 치료할 때 에피네프린을 사용하는데, 이것이 바로 아드레날린이다. 따라서 이 호르몬 생산이 부실하면 우리 몸의 활력이 떨어짐은 물론 스트레스를 해결할 능력도 저하된다. 아드레날린혈과 치료점은 배꼽 위에 있다.

8. 심뇌혈(心惱穴) : 누누이 얘기하지만, 동양의학에서 심장과 뇌는 매우 밀접한 관계에 있다. 일정한 면적당 뇌의 피 소모량은 다른 기관에 비해 4, 5배나 많다. 따라서 뇌가 많은 양의 피를 요구할 땐 심장으로 가는 피가 모자라 심장이 약해진다. 심히 놀랐거나 정신적으로 고통을 많이 받은 사람은 심장병에 잘 걸린다. 옛날 심한 시집살이로 생긴 가슴앓이라는 것도 심장이 약해져서 가슴, 식도, 위 연결부분에 이상이 생겨 발생하는 질환이다. 암 환자 대부분 역시 가슴 아픈 경험을 한 사람들이다. 아무쪼록 심장을 건강하게 하여 뇌의 기능을 도울 수 있도록 해야 한다. 심장혈과 머리 맨 윗부분을 같이 잡아 주는 것이 심뇌혈이다.

9. 심비혈(心脾穴) : 비장은 생명이 다한 혈구들을 파괴시켜 간으로 보내 몸 밖으로 배출하는 역할을 한다. 따라서 비장이 비활동적이면 쓸모 없는 혈액들이 피 속에 쌓여 몸에 독성을 일으켜 암을 유발하고, 과하게 작용하면 악성 빈혈이 생겨 면역세포들을 과하게 분해시켜 저항력이 약화되어 암 성장에 도움을 준다. 또한 비장은 음식물이 위에서 직장까지 옮기는 데 필요한 물질을 생산하여 소화가 잘되도록 도와 준다. 따라서 비장에 이상이 생기면 음식물이 장 속에 필요 이상으로 오래 있게 되어 역시 해로운 물질들이 몸에 많이 쌓인다. 복식호흡으로 장 운동을 돕는 것이 중요하며, 마음을 편안히 가져 소화가 잘되게 하여 암 예방과 치료에 도움이 되도록 해야 한다. 심비혈은 심혈과 비혈을 동시에 잡는 것이며, 치료점 역시 등에 있다.

14 암 치료법

위에서 우리는 암을 진단하는 9군데 혈을 살펴보았다. 원인이 있으면 결과가 있듯이, 질병도 진단이 나오면 처방이 있게 마련이다. 하지만 암이란 질병은 전신 병이다 보니, 서양의학은 영상 기기를 통해 암 종양을 발견했다 하더라도, 인체 전체가 아닌 부분을 다루는 의학이므로 아직까지 100% 치료엔 한계가 있는 것이 사실이다.

어쨌든 '9군데 혈을 짚어 보아 기가 약하게 느껴져 몸에 종양을 지니고 있다.'라고 판단된다면, 종양을 제거하는 치료방법 또한 9군데 혈의 기를 강하게 만들어 주면 된다는 간단한 원리가 성립될 수 있다. 그런데 설명을 통해 잘 알겠지만, 9군데 혈이라는 것이 혈의 종류도 9가지이지만, 각각의 혈 모두가 생명을 영위케 해주는 필수 부분들이다. 자, 그렇다면 9군데 혈의 기(氣)를 강하게 하려면 어떻게 해야 될까?

동양의학에선 인체 내 기가 잘 흐르려면 각 기관이 제 위치에서 각자의 기능을 다 하고 있어야 한다고 말한다. 여기서 각 기관이 제 위치에 있다는 뜻은 심장을 비롯한 오장육부는 물론 몸을 지탱해주는 골격, 그 중에서도 척추와 두개골이 제 모양을 갖추어야 하고, 더불어 골격은 근육에 둘러싸여 있기 때문에 근육 또한 탄력 있고 균형 잡혀 있어야 한다고 한다. 따라서 지금은 남들이 하는 치료법은 거의 접어 두고, 동양의학의 가장 기초적인 원론에 입각하여 어떻게 하면 균형진 근육과 더불어 제 모양을 갖춘 골격을 만들고, 장기들이 제 위치에서 각자 기능을 잘 발휘하여 기(氣)가 잘 통하게 됨으로써 인체 스스로가 면역력을 극대화시킬 수 있을까에 대해 많은 시간을 보내고 있다.

물론 암을 치료하기 위해선 인체가 좋아하는 맑은 공기, 깨끗한 음식, 편안한 마음도 중요하다. 그러나 말기암 환자로서 전이되는 속도가 빨라 암세포가 더 넓게 퍼진다면 자연치료법도 소용없게 된다.

따라서 암이 전이되는 속도보다 인체가 저항력을 더 빨리 키워 나갈 수 있도록 외부에서 수기(手氣)나 침 또는 뜸 같은 일반 동양 의료법을 이용하여, 면역력을 생산하는 기관에서 면역력을 최대한 만들어 내 줄 수 있도록 해야 한다. 그렇게 한다면 원발암의 암 종양은 워낙 세력이 강하니까 당장은 그만두더라도, 전이된 암세포는 아직 원발암보다 세력이 약해 쉽게 물리칠 수 있을 것이고, 전이된 암세포가 다 없어지면 결국 원발암 종양도 차츰 제거될 수 있을 것이라는 확신이 있었다. 그런 확신 하에 그 원리를 이용하여 치료하니 빠르고 효과도 좋았다.

〈실제 말기암 환자들 대부분이 치료 한달쯤 뒤에 병원에 가서 MRI를 찍어 보면, 전이된 암세포는 다 없어지고 원발암 종양만 있는데, 그 원발암 종양도 크기가 줄었다는 얘기를 듣는다고 한다.〉 그리고 주치의가 "왜 사라졌는지 이해할 수 없지만 전이된 암 종양이 없어졌고, 원발암 종양도 원래보다 줄어들었으니 달랑 있는 암 덩어리만 떼어내면 된다."라며 수술을 권유한다는 것이다.

〈그리고 현재는 지금까지 보고, 듣고, 배우고 경험한 여러 가지 방법 중에서도 수기(手氣)를 중심으로 한 침, 뜸 같은 동양의학 요법을 사용하며, 보조 약이나 보조 식품은 특별한 경우가 아니면 사용하지 않는다.〉 왜냐하면 암 환자는 소화기관도 약하고 몸의 각 기능은 물론 간의 해독 작용도 부실하므로 보조 제품이 잘 듣지 않을 때에는 그 피해가 커서 득보다 실이 많기 때문이다. 그러므로 보조 약이나 보조 건강식품 등은 가능하면 절제하고, 대신 음식으로 보충토록 하며, 운동과 고도의 수기 등으로 소화 흡수력을 높임으로써 필요한 영양소를 다 섭취하게 한다.

수기를 이용하여 몸을 직접 만지니 어긋났거나 틀어진 부분을 바로 고쳐 줄 수 있고, 골격을 제대로 세워 줄 수 있다. 골격이 제대로 갖춰지니 인체 각 기관이 제 자리에 놓여 그의 역할을 다 하게 됨은 물론 각 기관끼리 소통이 잘되어, 즉 기(氣)가 잘 통하게 되어 면역력이 차츰 강화되는 것이다. 물론 어디를 어떻게 만지며, 세게 또는 약하게 만지는 것은 질병마다 다르며, 암도 종류에 따라 수기하는 부위가 다르다.

필자가 여러 가지 요법 중 수기를 선호하는 또 다른 이유는 **〈손끝을 통해 환자가 얼마나 나아가고 있는지를 느낄 수 있음은 물론 환자가 기를 일으키는 데 최상의 효과를 발휘할 수 있기 때문이다.〉** 즉 환자의 빨리 낫고자 하는 간절한 염원과 수기를 통해 꼭 치료되게 해주십사 하고 기도하는 마음이 서로에게 느껴질 때, 상호 신뢰가 쌓여 환자의 심리 상태가 훨씬 안정적일 수 있기 때문이다.

그런데 요즈음은 한 발 더 나아가, 최근 서양의학 치료법은 앞서 말한 대로 항암제 종류가 다양해진 데다 항암제를 약하게 사용하여 환자의 고통이 예전처럼 극심하지 않기 때문에, 전이된 암 종양이 사라진 이후 원발암 종양이 줄어드는 속도가 느리거나 일정 기간 진전이 거의 없으면, 치료 도중 병원에 가서 항암제를 맞고 오라고 권하기도 한다. 그것은 치료 기간을 단축하기 위해서이다. 즉 항암제를 사용하여 암 종양이 약간이라도 축소된다면 치료 기간이 빨라질 수 있을 것이라고 판단되기 때문이다.

이때 환자에게 당부하는 말이 있다.
첫째, 항암제를 사용하되 현재 지니고 있는 암 종양을 시험관 테스트하여 효과적이라고 판단되는 항암제(Targeting Therapy)로 치료 받을 것. 물론 경비는 많이 든다.
둘째, 방사선 치료는 권장하지 않는다.
　왜냐하면 방사선 치료는 잘못하면 지금까지 쌓아 놓은 면역력에 치명타를 가할 수 있기 때문이다.

그러나 환자가 어떤 이유에서든지 항암제 치료를 거부해 필자의 치료만 받겠다고 하면, 항암 치료를 안 받아도 된다. 나의 이같은 생각은 치료란 무엇보다 환자를 우선시해야 하기 때문에 환자가 암의 고통에서 빨리 벗어날 수 있는 길이 있다면 동, 서양의학 가릴 것 없이 가능한 모든 방법을 다 동원하여 치료하는 것이 바람직하다고 보기 때문이다.

15 일석이조의 치료 효과

또 한 가지 부연하자면, 골격을 제대로 맞춰 주고 장기가 제 자리에서 제 기능을 다할 수 있도록 인체를 바로 세워 주다 보니, 기(氣)가 잘 통하게 되어 암뿐만 아니라 치료가 끝나면 환자가 가지고 있던 다른 질병까지 치료되는 것이 다반사다. **〈다른 질병 중에서도 특히 서양의학에서 난치병이라고 부르는 루프스나 류머티즘 관절염, 그리고 아토피성 피부병이 낫게 된다.〉**

알다시피 이 질환들은 자가면역 질환들이다. 자가면역 질환이란 우리 몸에 있는 면역체인 백혈구가 내 몸에 들어온 나쁜 균들을 죽여 없애야 하는데, 그 중 일부는 적(균)을 없애는 것이 아니라 거꾸로 아군(백혈구)을 적군(균)으로 알고 공격하여 발생하는 질환이다. 이런 일들은 면역세포들이 미성숙 혹은 이상 성장했을 때 아군과 적군을 구분하는 능력이 떨어져 일어나는 일이다. 필자의 경험으로는 부종이 생겨서 체액이 혼탁하게 되고 염증기가 있을 때 흔히 일어난다고 본다. 순환을 좋게 하는 치료를 할 때 이런 질환들이 호전되는 것을 종종 경험하게 된다.
〈환자의 입장에서는 꿩 먹고 알까지 먹는 일석이조의 효과를 보는 셈이다.〉

16 전인(全人) 치료를 향하여

주위에서 들어 알겠지만 암은 재발되는 경우가 많다. 여러 가지 이유가 있겠지만, 면역력 약화가 주된 원인이다. 따라서 암 환자가 반드시 알아야 할 사항은 항암 치료를 했든 자연치료법에 의해 치료했든, MRI를 통해 암 종양이 사라진 것을 확인했다 하더라도, 그것은 암 종양이 사라져 암으로 인한 고통스러운 증상이 없어졌을 뿐 자신의 몸이 건강해졌다는 뜻은 아니라는 사실이다. 특히 항암 치료로 암 종양을 제거했다면 항암제에 의해 면역력은 더 많이 약화되어 있는 상태다. 거듭 얘기하지만 동양의학에서 건강이란 기가 충만하고 면역력이 튼튼한 상태를 말한다. **〈따라서 암 종양이 제거됐다는 것과 건강하다는 것은 별개의 문제다.〉**

봄만 되면 나타나는 콧물 알러지를 예로 들어 보자. 콧물 알러지에 효과적인 약들은 시중에 여러 가지가 있다. 그리고 그것을 사용해 금년 봄은 콧물 알러지 고통으로부터 벗어났다 할지라도 근본 치료, 즉 면역력을 키워 몸에서 알러지를 아예 없애 버리지 않는 한 내년 봄에 또 콧물 알러지로 고생할 수 있다. 실제로 많은 사람들이 계절성 알러지에 시달리고 있다. 그러나 알러지는 가볍게 생각할 수도 있지만, 면역력이 약해 암이 재발된다면 심각한 문제다.

왜 이런 말을 특히 강조하느냐 하면, 암 종양이 없어져 그것으로 인한 증상이 없어졌다고 안심할 것이 아니라, **〈재발 방지를 위해선 어**

떤 방법을 쓰든 최소한 2년 동안은 면역력 증강에 힘써 진정한 건강을 챙기라는 뜻에서다.〉 다시 말하지만 암을 앓았거나, 현재 앓고 있거나, 또는 자기는 몰라도 몸에 암 종양을 가지고 있는 사람은 모두 기가 약하다. 기가 약하다는 얘기는 면역력이 튼튼하지 못하다고 풀이할 수도 있으며, 반대로 기가 강하고 면역력이 튼튼하면 외부에서 균이 들어올 수도 없지만, 안에 있는 나쁜 세포도 쉽게 제거해 암에 걸리지 않음은 물론 재발되지도 않기 때문이다.

〈따라서 필자는 환자의 면역력 증강에 힘을 쏟아 환자가 암으로부터 벗어남은 물론 암 치료 후에도 빠른 시일 안에 진정한 건강을 되찾을 수 있도록 심혈을 기울이고 있다. 감히 얘기하자면, 어떻게 하면 온전한 치료, 즉 전인(全人) 치료를 할 수 있는가 하는 노력을 하고 있다.〉

독자는 필자가 한의사이기 때문에 동양의학적 입장에서만 얘기한다고 생각할 수도 있다. 물론 서양의학의 장점은 너무나 많다. 그러나 거듭 얘기하지만, 암이나 생활습관병과 같은 전신병은 인체 전체를 보고 몸의 밸런스를 맞춰야 치료할 수 있는 질병이지, 어느 부위만 치료해서 낫는 병이 아니다. 우리 몸은 머리 끝에서부터 발끝까지 완전히 유기 조직체이기 때문에, 담이 나쁘면 무릎이 아프다든가, 발목에 이상이 생기면 허리에 이상이 오기 쉽거나 혹은 홀몬 계통에 문제가 생긴다. 또 팔 근육에 이상이 생기면 심장에 이상이 오기 쉽고, 간이 나쁘면 눈에 이상이 오며, 신장 작용이 좋지 않으면 칼슘 대사에 이상이 와서 뼈나 치아가 약해지고 털이 빠진다.

따라서 골다공증에 시달릴 수도 있다. 이 같은 얘기가 서양의학에서 보면 생소하게 들리겠지만, 잘 생각해 보면 관계가 아주 깊은 것임을 알 수 있다.

딱딱하겠지만 예를 들어 보자. 동양의학에서 '뼈는 신장이 주관한다'는 이론을 서양의학에서 밝혀낸 사실로 유추해 본다면 몸의 노폐물, 특히 흰자질 대사 중 생긴 노폐물은 마이너스(-) 이온인데, 이런 노폐물이 배설될 때는 중성으로 바뀌어야 신장을 통해 안전하게 소변으로 배출될 수 있다. 그때 중성으로 중화시켜 주는 일을 혈액 속에 있는 칼슘이 담당하게 된다. 칼슘은 플러스(+) 이온이므로 노폐물과 합성하여 신장을 통해서 내보낸다. 이때 사용되는 칼슘의 양은 대단하여 우리가 섭취하는 칼슘으로 보충하기엔 역부족이다. 그렇다면 노폐물 제거에 쓰이는 칼슘을 다시 회수하면 좋겠는데, 정말 신기하게도 우리 몸에 있는 신장이 이 일을 담당한다. 마이너스 이온이기 때문에 신장이 해를 당할 수 있는 부분을 통과하자마자 노폐물로부터 칼슘을 분해하여 그 칼슘을 피를 통해서 다시 심장으로 보내 주고 노폐물은 무사히 방광으로 내려간다.

그러니 신장이 약해지면 칼슘분리 작용이 잘 안돼 몸에서 칼슘이 빠져나가게 되어 자연히 뼈와 치아가 약해지고 체모(털)가 빠지며, 뼈가 약하므로 골다공증을 불러일으킬 수 있다(골다공증은 갱년기가 지난 여성들에게 특히 많이 발생한다). 이런 것을 우리 조물주께서 어떻게 이렇게 신묘막측하게 만드셨는지, 그리고 더 나아가 몇 천년 전에 동양의학에서 이런 관계를 어떻게 알아냈는지 그저 감탄할 따름이다.

하여튼 우리 몸은 머리에서 발까지 외부와 내부, 앞과 뒤, 뼈와 근육, 피와 전기, 열기와 찬기, 기름기와 마른기, 이런 것들이 서로 돕고 견제하며 우리의 건강을 유지하게 되는데, 이런 관계를 이해하고 인체 균형을 맞춰 줄 때 우리 몸에서 노폐물, 즉 독소 제거 활동이 활발해지게 되는 것이다.

한편 수기(手氣)를 이용하여 골격을 맞추는 일은 카이로프렉틱(척추를 맞춰 병을 치료하는 의술)과는 다르다. 일반적으로 카이로프렉틱은 뼈를 제 자리에 놓고자 하는 기술이고, 수기(手氣)는 뼈 주위에 있는 근육과 인대를 조절해 주는 기술이다. 뼈를 둘러싸고 있는 것이 근육과 인대이므로 골격을 바로 세우려면 근육과 인대를 바로잡아 주어야 한다. 그래야 골격이 제대로 잡히고 오래 간다. 각각 장단점이 있지만 만성병에는 수기가 훨씬 유리하다.

〈그리하여 본 암 치료 기술이 그리 대단한 것은 아니겠지만, 기초의학교육이 탄탄한 한의사나 양의사들께서 관심이 있다면, 본 기술을 습득하여 악성 암을 퇴치하여 생명을 구하는 데 큰 도움이 되었으면 한다.〉

치료 기간은 한달이 되면 대체적으로 전이된 암세포가 없어지는 것은 물론 원발암 크기도 1/3 이상 줄어든다. 환자에 따라 다르지만 보통 2, 3개월 이내에 좋은 결과를 낳는다. 특히 뇌암, 뼈암, 위암, 대장암, 유방암, 혈액암, 갑상선암 등은 더 좋은 효과를 볼 수 있다.

17 치료가 잘될 수 있는 조건

조건 : **75세 미만으로 수술했든 안 했든 상관없고, 전이가 되었든 말기 암 환자이든 관계없다. 하지만**
첫째 : **살려는 의지가 강한 사람으로서,**
둘째 : **복수가 차지 않고**(복수가 차면 확률이 낮을 뿐 희망은 있다),
셋째 : **대소변을 스스로 해결할 수 있고,**
넷째 : **스스로 정상적으로 식사하며**(옆에서 떠먹이지 않음),
다섯째 : **스스로 보행 가능한 사람이면 누구든지 치료 대상이다.**
복수가 차지 않아야 하는 이유는 전 장에서 말한 대로 척추 골격을 보려면 환자가 엎드려 있어야 하기 때문이다. 그리고 의사로서 환자 연령에 제한을 둔다는 것은 도리에 어긋나는 일이지만, 실제 나이가 많으면 저항력을 키우는 일이 그리 쉽지 않기 때문이다. 더불어 살려는 의지가 없는 사람도 정신력이 약해 여러 모로 어렵다.

〈현재 필자에게 오는 암 환자는 필자가 미국에서 한의원을 하고 있는 한 어쩔 수 없이 90% 이상 서양의학에서 포기한 말기암 환자들이지만, 그들 대부분을 완치시키고 있다. 그러나 만일 초기암과 진행암 환자가 함께 온다면 치료율은 더 높아질 것이다. 초기암, 진행암 환자는 더 빠른 시일 안에 고통 없이 완치시킬 수 있으리라 믿는다.〉

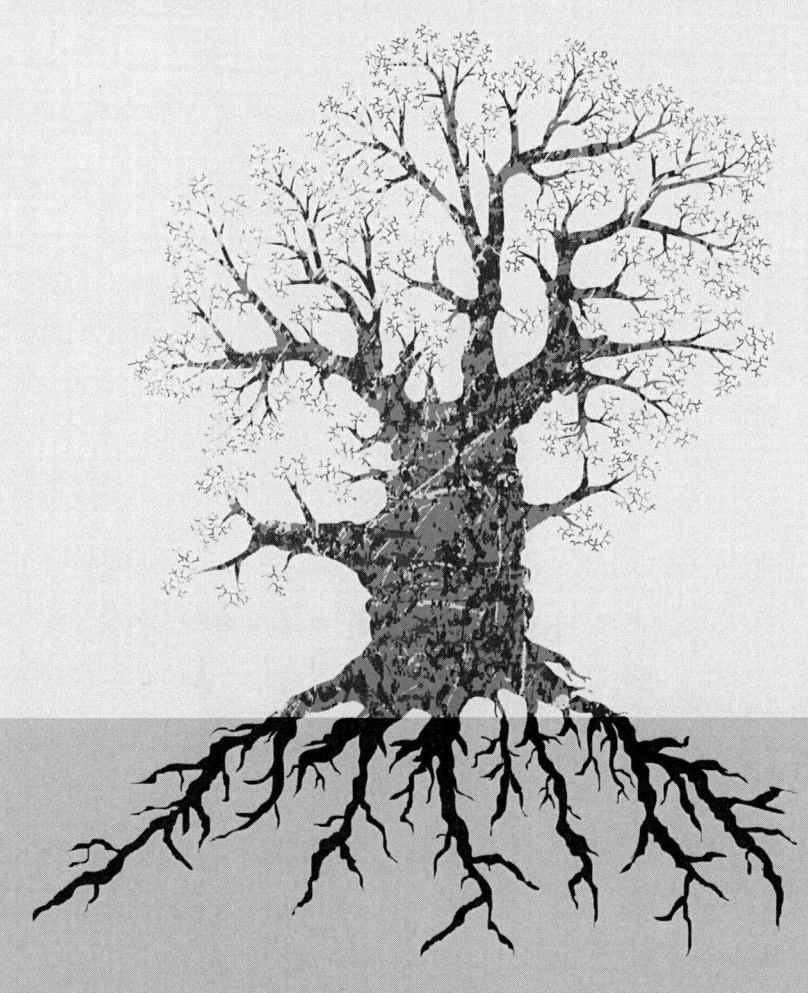

제 3 부

치료 사례 및 가슴아픈 추억들

그동안 여러 종류의 많은 암 환자들을 대하면서 실패를 통하여 암 치료를 더 효과적으로 할 수 있었던 계기, 그리고 지금 돌이켜보면 부끄러운 일이지만 암 환자들이 꼭 알아 두어야 할 기억나는 사례를 몇 가지 소개하고자 한다.

01 용기를 준 아픈 추억

지금으로부터 거의 15년 전 일이다. 1998년 5월 17일, 52세 된 백인 여성 페기 매클렁(Peggy Mc Clung)이라는 환자가 찾아왔다. 여동생에게 의지하여 걸어 들어오는데 기운이 하나도 없어 보였다. 두 자매는 훤칠한 키에 매우 아름답고 교양이 있어 보였다. 1995년에 난소암을 발견하고 수술한 후 10개월에 걸쳐서 6차례 항암 치료를 받았으나 3년 지난 후 복부 전체에 암이 재발했다고 한다. 제일 작은 1cm 종양으로부터 주먹만 한 종양에 이르기까지, 25개의 종양이 자라고 있다고 했다. 당시 서양의학에서 난소암 재발은 대책이 전혀 없었다.

그러나 그냥 있을 수 없으므로 항암제를 맞고 있지만 아무 진전도 없고, 암은 계속 자라고 몸은 너무 지쳐서 음식을 먹을 기운조차 없다고 했다. 머리는 다 빠져서 가발을 썼고, 더 이상 항암제를 맞을 수 있는 체력도 안 되었다. 그래서 암을 치료하기 위해 온 것이 아니라, 몸이 너무 아파 혹시 통증을 없애는 데 도움이 될까 해서 소문을 듣고 찾아왔다는 것이다. 그래서 일단 일주일에 세 번씩 치료하기로 하고 치료를 시작했다.

주로 수기(手氣) 요법을 하며 약간의 소도지제(消導之劑, 소화를 돕는 한약제)를 썼다. 5월 27일에 4회 시술 후 혈액 검사를 했는데, 암 수치가 40에서 18로 떨어졌다고 매우 기뻐했다. 처음으로 혼자 자유롭게 걸을 수 있을 정도로 기운이 많이 회복되었다고 좋아했다(암 수치가 35이하이면 정상이다). 환자의 상태가 날씨 변화처럼 어떤 날은 흐리고 어떤 날은 맑았지만, 점차적으로 맑은 날이 많아지는 것을 환자 자신과 필자가 같이 느낄 수 있었다. 약 3개월 후인 8월 25일 단층 촬영 결과 암 종양이 모두 없어졌다는 반가운 소식을 들었다. 너무 기뻤다.

그러나 기쁜 것도 잠시, 실로 황당한 일이 벌어졌다. 담당 주치의가 100일 만에 그 많던 암 종양이 없어졌다는 사실에, 어떻게 된 영문인지 몰라 확인하기 위해 수술을 해야 된다고 했다는 것이다. 이런 일이 있을 수 있을까? 아마 주치의는 이해할 수 없는 일이므로 수술해서 눈으로 직접 보고 확인하여 학계에 보고하려 했을지도 모른다. 보통 사람들의 생각이라면 이유야 어떻든 환자가 건강해 보이고 암 종양도 사라졌으면 오히려 축복해 주고 그 상태대로 계속 놔둬야 할 텐데, 그 담당의사는 그렇지 않은 모양이었다.
환자를 설득시켜 수술을 거부하도록 했으나, 담당의사 말이라면 하나님 다음으로 믿는 미국인들 사고방식 때문에 결국 수술을 허락했다. 10월 5일 수술 결과가 나왔다. 26군데를 조직 검사해서 22군데는 완전히 정상이고 4군데는 현미경적 암(Microscopic Cancer ; 눈으로는 보이지 않음)이 존재한다는 결과가 나왔다. 그리고 현재 건강 상태가 양호하고 현미경적 암이니 항암 치료로 완전히 제거하도록 하라는 주치의의 명령에 환자와 그 가족은 또 다시 항복해 버렸다. 항암 치료가 본격적으로 이루어지자 환자는 1999년 1월 14일을 마지막으로 더 이상 못 오겠다고 통보하고 치료를 중단했다.

그 후 8월 초 피로가 또 밀려와서 다시 치료하러 필자를 찾아왔다. 하지만 2달 치료 후 남편이 치료비를 더 이상 감당할 수 없다고 하여 또다시 치료를 중단했다. 일주일에 한 번이라도 계속해서 2년은 지속해야 안심할 수 있다고 간곡히 권유했지만 더 이상 오지 않았다. 그로부터 약 2년 후 모기 같은 작은 목소리로 전화하면서 말을 듣지 않아 미안하다고 울먹이며, 다시 치료한다면 받아 주겠느냐고 물었다. 너무도 반가워 이제는 놓치지 않고 끝까지 치료하리라 마음먹고, 어서 속히 와서 치료받으라고 말한 것이 마지막 대화였다. 아마 견디지 못하고 숨을 거둔 것 같다. 연락을 해도 연락이 안 되었다.

페기 매클렁은 최초 암 환자 이영란 씨 이후 나름대로 많은 연구 끝에 필자에게 암 치료에 대한 자신감을 심어 준 환자였다. 그래서 특히 기억에서 지워지지 않는 사람일 뿐만 아니라, 미국인들의 현대 의학 의존도가 얼마나 높은지를 보여 준 예의 하나였다.

이왕 얘기가 나왔으니 미국인들의 현대의학 의존도에 대한 다른 사례를 들어 보자.

2005년의 일이다. 59세의 남자로 폐암과 등 왼쪽 신장 부위에 계란만한 암 종양이 생겼는데, 통증이 얼마나 심한지 몰핀을 먹고도 누울 수 없이 아프다고 했다. 우리 병원에 오기 7개월 전에 골프공 만한 암 종양이 오른쪽 폐에 생겨서 수술을 했다. 수술 후 1개월 만에 검진한 결과 같은 자리에 같은 크기로 재발되어 재차 수술을 했다. 그 후 한달 지나 다시 검진한 결과 역시 같은 크기로 자랐다고 한다. 석달 만에 세 번 수술한 셈이다.

이런 속도로 계속 자라면 6개월 이상 살기 힘들다는 주치의의 선고를 받고 절망 속에서 날을 보내고 있는데, 암 전문의로부터 연락이 오기를 텍사스에 있는 샌안토니오 병원에서 저항력 증진 치료를 하는데, 이 치료는 완치시키려는 치료가 아니라 암 종양이 자라는 것을 임시로 억제하는 치료로서, 오래 받으면 내성이 생겨 효과가 없지만, 몸이 편하며 오래 살 수 있어 치료를 받는 게 좋겠다는 것이었다. 그는 즉시 내려가 치료를 받았다. 그 후 4개월 동안 암 종양은 크게 달라진 것 없이 거의 그대로였지만, 피곤함 때문에 견딜 수 없으며 일도 못 한다고 호소했다. 물론 얼굴도 잿빛이었고, 목소리도 모기 소리로 들릴락말락했다.

필자의 치료를 받기 시작해서 1개월 반 만에 CT를 찍어 본 결과 암 종양이 반으로 줄어들고 얼굴색도 많이 좋아졌으며 기운도 괜찮다고 했다. 그런데 갑자기 말하기를, 많이 좋아졌지만 치료를 중단해야 되겠다는 것이다. 치료비 감당이 벅차 그런다기에, 다 나아 가는데 중단하기에는 너무 안타까워 돈은 낼 수 있는 만큼만 내고 계속 하자고 권유했다. 필자는 성격상 누가 무슨 말을 하면 곧이 곧대로 믿는 편이라 그 환자의 말도 그대로 믿고 그렇게 권유했다. 하지만 마음에 부담이 가서 못 하겠다고 잘라 말하고 미련 없이 떠나갔다. 내 치료법이 잘 알려지지 않아서인지, 또는 권위가 없어서인지, 아니면 정말 돈이 없어 무료 치료 받기가 미안해서 그런지, 좌우지간 이해할 수 없는 행동으로 생각되었다.

그런데 밥이라는 그 환자가 6개월 만에 다시 돌아왔다. 증상을 악화시켜서 돌아온 것이다. 이유인즉 2006년 1월에 CT 촬영을 했더니 먼저 있던 암은 완전히 소실되었는데, 다른 부위에 거의 골프공만 한 것이 세 개 생겼으며, 왼쪽 신장 부위에도 근육에 계란만 한 덩어리가 외관으로 보이게 나와 있는데, 이놈이 너무 아파서 못 견디겠다는 것이었다. 다시 정성껏 치료를 시작했다. 이번에는 좀더 힘이 들었지만 8주 만에 통증이 완전 소실되고 암 종양도 외관상 완전 정상 상태가 되었다. 하여튼 이번에는 매우 기뻐하며 나를 신뢰하는 태도였다. 얼굴색도 정상으로 돌아왔고, 통증도 완전히 없어졌다고 하기에 넌지시 물었다. 지난번에 왜 치료를 중단했는지, 그렇지 않았다면 이 고생 안 하고 지금쯤은 완쾌되었을 것인데…. 그러자 빙그레 웃으며, 서양의학의 약물치료와 닥터 박한테 동양의학 치료를 동시에 하고 있었는데, 어떤 것이 효과가 있는지 몰라서 한 가지를 끊어 보려 했다는 것이다. 그러나 아무리 생각해도 서양의학의 약이 더 효과 있는 것 같아서 약은 계속하고, 동양의학 치료는 신뢰가 가지 않아 중단했다는 것이다.

그런데 중단한 지 3개월 만에 몸이 나빠지는 것을 다시 느꼈다는 것이다. 그래서 CT 촬영을 했는데, 역시 다른 부위에서 조그맣게 자라고 있는 것을 보고 겁이 났단다. 그러나 여기 다시 오기가 미안해 수기하는 다른 사람을 수소문해 보았지만 없어서 일본식 치료법인 진신짓수(진신도라고도 하며, 육체와 영혼을 조절한다는 지압술)라는 지압술을 3개월쯤 받아 보았단다. 그런데 점점 나빠져 눕지도 못하게 되면서 어쩔 수 없이 다시 이곳을 찾을 수밖에 없었다는 것이다. 이제 이렇게 좋아졌으니 닥터 박 치료가 확실히 효과 있다는 것을 본인도 느낀다고 말했다. 그 후 1개월간의 치료 끝에 그는 완치되었고, 지금도 건강히 생활하고 있다.

이 또한 미국인들이 얼마나 서양의학에 의존하고 있는지에 관한 또 다른 얘기이다. 어쨌든 늦게라도 깨닫고 치료 받아 완치되었으니 다행이다.

02 안타까웠던 사연들

암 환자에게 식이요법의 중요성은 아무리 강조해도 지나치지 않지만, 극히 중태인 경우에는 무엇을 먹느냐보다 어떻게 먹느냐가 생사를 가리기도 한다.

■ 배가 고파서

폐암 환자였던 그는 당시 암이 온몸에 다 퍼지고 복부에도 많이 번져 음식을 먹지 못한 지가 2개월이 넘었다고 했다. 그 날 담당의사의 말이 2주 정도 더 살 수 있을 것이라고 했지만 할 수 있는 것은 다 해보고 싶은 마음에 소문을 듣고 찾아왔다는 것이다. 환자의 눈동자는 벌써 초점을 잃어 가고 있었다. 환자가 휠체어에 앉아 똑바로 몸을 지탱하지 못하고 앞과 옆으로 쓰러졌기 때문에, 가슴을 휠체어 윗부분에 벨트로 매어 고정시키고 이동했다. 이렇게 힘들게 이동하는 환자는 처음이었다.

힘있게 생긴 건장한 아들이 그를 번쩍 들어서 침대에 눕혔다. 정성을 다해 치료했음은 물론이다. 다음날 2차 치료를 받으러 왔을 때에는 환자의 눈동자 초점이 나아졌고, 필자를 보고 미소까지 지으며 인사를 하고 혈색도 나아졌다. 나는 용기를 내어 아들보고 벨트를 풀라고 하고는 눈을 똑바로 보며 일어서라고 했더니 쉽게 일어났다. 침대로 와서 엎드려 누우라고 했다. 그러자 몇 발자국 걷더니 천천히 엎드려 누웠다. 부인과 아들은 너무나 뜻밖의 광경을 보고 그 표정에 놀라움과 기쁨이 넘쳐 보였다. 3일째 되었을 때는 말을 안 해도 자기가 일어나서 쉽게 드러누웠다. 그래서 그 날은 내가 기념으로 벨트를 압수하겠다고 아들에게 말했더니 흔쾌히 수락했다 (아직도 그 벨트는 내가 보관하고 있다).

그런데 4일째 되는 날 예약 시간이 지나도 오지 않아 궁금하여 즉시 전화를 걸었더니 매우 피곤하고 배가 아파서 누워 있다고 한다. 너무나 황당하여 웬일이냐고 물었다. 그러자 어제 치료받고 기분이 좋고 힘이 난다면서, 배가 고프니 자기가 평소에 좋아하는 완두콩죽을 먹고 싶다고 했고, 부인은 눈물 나도록 고마워하고 기뻐했다고 한다. 그래서 자기들이 평소에 다니던 식당에 들러 완두콩죽을 사다 한 그릇을 다 먹었다는 것이다. 너무도 맛있게!!

그러나 그것이 그 환자에게 사약이 되었다는 것을 누가 알았을까? 그런 위험성을 미리 말해 주지 못한 것이 얼마나 미안했는지 모른다. 사실 그렇게 빨리 식욕이 회복될 것이라고는 미처 생각지 못했다. 링게르만 꼽고 2개월을 아무것도 먹지 않아서 위가 많이 위축되었을 것이고, 소화 효소 작용도 습관이 되지 않아 소화 효소가 나오지 않으니, 그 음식들이 위 속에서 썩거나 체했을 것이다. 건강한 사람도 체하면 기운 없고 아픈데, 기력이 다한 이 환자에게는 이

만저만 무리가 아니었을 것이다. 맛있게 먹고 나서는 얼마나 행복해하고 기운 있어 하는지 모르겠더라고 했다. 그러나 1시간 반도 채 지나지 않아 기운이 없다며 얼굴색이 하얗게 되더니 자리에 누운 것이 그의 마지막이 되었다. 내가 전화 걸었을 때는 벌써 하루가 지났으니 말도 잘 못 하고 눈도 뜨지 못할 때였다. 그래도 억지로라도 데려온다면 음식을 토하게 하든지 빨리 내려가게 하든지 하려고 데려 오라고 했다. 그러자 남편에게 물어 본 후 부인이 말하기를, 남편이 도저히 움직일 기력도 없고 이젠 치료받는 것도 그만하고 편안하게 있고 싶다는 말을 간신히 한 후 더 이상 말을 못 한다는 것이다. 후에 안 일이지만, 그것이 그 환자와의 마지막 대화였으며 2주 후에 사망하고 말았다.

현대 병원에서도 이런 환자는 절대 음식을 허락하지 않는다. 물도 티스푼 하나씩으로 시작하여 물의 양을 늘려 가며, 죽도 일회 한 티스푼씩 먹여 위의 작용을 살려 가면서 음식을 늘린다. 그래서 이제는 이런 중병 환자가 오면 맨 먼저 과식에 대한 이야기를 해준다. 거듭 얘기하지만, 암 환자에게 과식은 절대 금물이다. 더불어 자주 먹는 것도 안 된다. 왜냐하면 위와 장에 부담을 주는 것은 낫게 하는 치유 능력을 소모해 버리기 때문이다. 이에 대해서는 뒤에서 다시 설명하기로 한다.

위의 경우를 통해 알 수 있듯이, 무얼 먹느냐도 중요하지만 어떻게 먹느냐가 훨씬 더 중요하다. 많은 웰빙 학자들이 무엇을 먹느냐를 많이 강조하여 음식의 유행을 만든다. 그러나 어떻게 먹느냐는 죽느냐 사느냐 하는 문제가 달려 있을 경우가 많다.

■ 매니큐어, 염색 그리고 과식

2004년 초 필자와 친분이 두터운 73세 된 중국 여자분이 계셨는데, 평소 건강하던 분이 몇 개월 전에 이상한 징후가 나타나서 이런 저런 치료를 해봤지만 신체의 오른편이 점점 마비가 심해졌다고 했다. 이 가정은 웰빙업에 종사하는 분들이기 때문에 건강에 관해 많은 지식이 있었다. 그래서 본인들이 해결하려 노력하다가 환자가 완전히 의식 불명 상태로 오른쪽 다리와 팔, 얼굴에 심한 경련을 일으키고 누워 있을 때에야 연락이 왔다. 증상을 물어 보니 하루 전에 완전 의식 불명이 되어 병원에 실려갔다. 검사를 해본 결과 뇌에 악성 종양이 있다고 판정되었고, 긴급 수술을 하지 않으면 그 날 저녁에 사망할지도 모른다고 암 전문의가 말했다고 한다. 그때는 저녁 8시이므로 암 전문의는 퇴근했던 신경외과 전문의를 호출했고, 남편에게 긴급 수술을 해야 한다고 통보했다.

그 남편이 담당의사에게 수술하면 얼마나 더 살 수 있겠느냐고 묻자, 약 3개월 보면 무리가 없을 것이라고 대답했단다. 그래서 남편은 수술이나 항암 치료의 후유증을 잘 아는지라 수술과 항암 치료 후 고통 받으면서 2, 3개월 사느니, 차라리 수술을 안 하겠다고 통보하고 부인을 집으로 데려왔다고 했다. 모든 것을 포기하고 죽기만 기다리고 있다가 혹시나 해서 필자에게 연락을 했다는 것이다. 가서 보니 플로리다 어느 암 천연치료 센터에 연락하여 약을 몇 천 불어치를 지급으로 사다 놓고 먹이기 직전이었다.

우선 가족에게 필자가 지시하는 대로 따를 의향이 있는지를 확인한 후 곧바로 치료를 시작했다. 한 치의 실수도 용납하지 않는 상황이었기에 나 자신에게도 침착하라는 말을 수없이 하며 3시간 동안 땀 흘리며 정성껏 치료하고 그 집을 떠나왔다. 다음날 저녁 다시 방문했을 때 약간의 안정된 빛이 보였지만, 아직도 사경을 헤매기는 마찬가지였다. 다시 3시간 동안 최선을 다해 치료를 끝내고, 셋째 날도 같은 방법으로 치료를 했다. 그런데 그날은 쉽게 돌아가시지는 않겠구나 하는 느낌을 받았다. 무의식 중에도 미음이나 약을 숟갈로 떠서 입에 넣으면 삼키는 것과 본인의 능력으로 숨을 쉬고 있다는 것이 안정적임을 볼 수 있었다.

넷째날 저녁에도 전과 같이 왕진하여 방문을 열고 들어섰다. 그런데 가슴이 철렁했다. 환자가 침대에 없지 않은가? 대문이 열려 있던 점과 집안에 아무도 없었던 점으로 볼 때 상황이 긴박해서 병원에 갔구나 하는 생각에 죄송하고 안 됐다는 생각이 들었다. 그리고 어느 병원에 갔는지 핸드폰으로 알아봐야지 하는 순간 화장실 쪽에서 인기척이 났다. 그쪽으로 가봤더니 환자가 화장실에서 나오는데, 아직 마비가 풀리지 않아서 벽에 기대어 벌벌 떨면서 한 발짝씩 움직이고 있는 것 아닌가? 이것이 기적이 아니고 무엇이랴! 내 눈을 비비고 다시 봐도 틀림없이 그 환자분이셨다. 필자를 알아보고 미소를 지으려 했다. 오른쪽 얼굴이 마비되어 몹시 이상한 형태의 모습이었지만, 내게는 무척이나 아름다운 얼굴이었다. 너무도 기뻤다.

그 이후의 회복은 정말 빨라서 1주일 후에는 2층을 오르내리고, 2주일 후에는 부엌일을 할 정도로 완전히 회복되었다. 그 가정은 행복한 꿈을 꾸는 나날이었다. 그 댁은 매우 유명하신 댁이라 미국 각지에서 계속 전화, 편지, 방문이 있어서 언제 아팠느냐는 듯 손님 대접과 전화와 편지의 답을 본인께서 다 하셨다.

그러나 그런 행복이 오래 가지는 못했다. 치료를 시작한 지 꼭 38일 되는 날, 3일 동안 휴스톤에 갔다가 와서 왕진을 갔다. 그런데 밤 8시 반인데도 불이 다 꺼져 있기에 자는 줄 알고 그냥 돌아왔다. 다음날 전화로 사정 얘기를 하고 오늘 저녁에 가겠다고 말했더니 뜻밖에 정말 기대하지 않았던 소식을 듣게 되었다. 35일째 되던 날 저녁부터 기운이 없다고 일찍 잠자리에 들더니 다시 마비 증세가 오고 점점 악화되어 오늘은 다시 의식이 들었다 나갔다 한다고 했다.

이럴 수가! 이럴 수가! 그래서 가족에게 그 날 무슨 일이 있었는지 일일이 기억나는 대로 말해달라고 했다. 그러자 35일째 되는 날 뉴욕에서 친구 5명이 환자를 방문하기로 되어 있었고, 아침에 딸이 환자가 늙어 보인다고 손톱에 매니큐어를 바르고 머리 염색까지 해주었다는 것이다. 그리고 점심 식사는 친구들과 함께 중국 뷔페 집에 가서 많이 먹었으므로 저녁 식사는 먹지 않았다고 했다. 그리고 그 날 저녁부터 증세가 다시 악화되기 시작했다는 것이다.

과식과 발암 물질이 몸에 해롭다는 것은 알았지만, 그렇게도 속히 몸에 해로울 줄 미처 알지 못한 나의 우둔함 때문에 제대로 지도하지 못해 악화된 것이다. 환자분은 엄청나게 중요한 교훈을 남기고

41일째 되는 날에 3일 동안 혼신을 다한 치료에도 반응 없이 돌아가셨다.

거듭 얘기하지만 증상이 없어졌다고 종양이 완전히 소실된 것은 아니다. 완전히 소실된 것처럼 느껴지더라도 MRI로 확인하는 것이 중요하며, 종양이 완전히 없어졌더라도 2년 이상은 치료를 계속하고 여러 가지 건강 법칙을 지켜 면역력 강화에 힘써야 한다. '과식은 아예 죽는 길이다.'라고 생각해야 한다. 암이 생겼다는 것은 내장의 작용이 원활치 않다는 얘기인데, 과식함으로써 다른 장기들을 눌러서 소화를 못 하게 되면 즉사할 수도 있고, 대개는 며칠 못 가 죽고 만다. 특히 금식 후에는 각별히 조심해서 아주 소량의 음식으로 위가 적응할 수 있는 훈련을 충분히 한 다음에 양을 늘려 가야 하며, 소화 작용을 완전히 회복한 후에도 과식은 금물이다. 금식에 대해선 다시 설명하겠다.

암 환자는 매니큐어를 바르면 안 된다. 솔벤트에 알러지 반응을 일으키는 사람은 더욱 더 위험하다. 그리고 머리 염색약 원료인 수단 블랙 B. 등은 발암 물질일뿐더러 많은 환자가 알러지 반응을 일으킨다. 이분은 독성이 있는 물질을 사용해서 간에 부담을 준 다음 알러지 반응으로 장기들의 작용을 중단시켰고, 더불어 중국 뷔페로 과식을 했으니 어찌 무사하기를 바라겠는가. 중국 뷔페는 아무리 고급 집이라도 암 환자에게 해로운 굴, 조개, 게, 새우, 랍스터 등을 배부르게 먹는 곳이다. 그런 곳에서 과식을 했기 때문에 변을 당한 것이다.

■ 운동의 중요성

환자 스스로 병을 낫게 하는 일 중에 제일 중요한 것이 있다면 마음을 안정시키는 것과 운동이다. 치료법 중 어느 것 하나 중요하지 않은 것이 없겠지만, 운동이 중요하냐 음식이 중요하냐 하고 물으면 단연 운동을 꼽을 만큼 운동이 중요하다. 우리 몸이 굳어 있고, 비뚤어지고, 굽어져서 저항력이 낮아지는 경우가 많기 때문이다. 따라서 이런 것을 교정해 주는 방법으로는 앞에 진술했던 수기(手氣), 운동, 보조식품과 한약으로 어혈을 없애는 약을 들 수 있다. 물론 수기가 단연 최상이다. 외부로 나타나고 만져지는 암을 치료할 때 어떤 때는 치료 한두 번으로 없어지는 경우도 있고, 그렇지 않더라도 대개 2-3개월이면 사라진다. 안정된 마음, 수기(手氣) 다음으로 중요한 것이 운동이다.

운동은 심장 박동을 강하게 해주는 효과를 나타낸다. 심장 박동이 활발하면 모든 근육을 유연하게 만들기도 하지만, 움직임으로 근육에 영양소를 공급하고 노폐물을 제거하며 몸의 발란스를 조정함으로써 저항력을 높여 준다. 또한 운동을 할 때는 뱃속에 있는 모든 장기들도 따라 움직이므로 소화 흡수를 돕기 때문에, 우리가 아는 바 운동 효과는 1석 2조가 아니라 1석 3, 4조의 효과를 보게 되는 것이다. 암 환자에게 가장 좋은 운동은 걷는 운동이다. 물속에서나 혹은 밖에서 걷는 것이 좋은데, 가능하면 공기가 맑은 밖에서 하고, 팔과 다리는 많이 드는 것보다 자연스럽게 하는 것이 좋다. 보행이 불가능한 환자라도 눕거나 앉아서 가능한 한 많이 움직여야 한다. 운동의 중요성에 관해 얘기하려면 이 환자를 빼놓을 수 없다.

2002년 48세 된, 세상에 부러울 것이 없는, 기름광을 많이 가지고 있는 석유회사 사장님이 찾아왔다. 부인이 소유한 회사의 사장님으로 훤칠한 키에 준수한 용모를 지닌 빼어난 미남이었다. 어느 날부터 소변 보기가 힘들고 피까지 섞여 나오기에 급히 병원에 가서 검사했더니 전립선암이라고 하여 수술에 들어갔다. 불행하게도 암이 여러 군데 퍼져서 도저히 다 제거할 수 없어 일부만 절제하고 그냥 닫았는데, 항암 치료와 방사선 치료를 함께 받아야 한다면서, 그렇게 하면 성불구가 될 가능성이 많다고 미리 얘기해 주더란다. 차라리 죽고 싶은 마음으로 한 달이 경과했다. 그런데 점차 걸음 걷는 것도 힘들어져서, 혹시 자유롭게 걸음을 걷는 것과 통증 완화에 도움이 될까 하여 소문을 듣고 찾아왔단다.

정성을 다해야겠다는 생각을 하고, 일단 통증 치료와 보행을 자유롭게 하는 치료를 한다고 알려주고 매일같이 치료했다. 그러자 2주 만에 통증이 완전히 가셨고, 걷는 데도 거의 불편이 없었다. 그래서 2주 후 슬며시 "통증이 없어지고 걷기 편한 것은 내가 무슨 재주를 피워서 그런 것이 아니고 암이 줄어들었거나 성장을 중단했기 때문이다."라고 말했다. 그러자 그는 기뻐하면서 우선 살 만하니 치료를 계속해 보자고 했다.

3개월 치료한 후 CT 촬영을 위해 그는 담당의사를 만나러 갔다. 의사는 오랫동안 치료하러 오지 않아 걱정을 많이 했는데, 이렇게 만나니 너무 기쁘다면서 "글리슨 수치(Gleason Score, 암세포의 악성 정도를 나타내는 수치로 0-10까지 등급을 나누는데, 수치가 높을수록 악성이다)가 9이상이었던 사람이 몇 개월 이상 살아서 다니는 일은 거의 없는데, 혹시 유령이 걸어 다니는 것 아니냐?" 하면서 농담을 하더란다. 1주일 후 CT 결과는 깨끗하다고 판정했으나, PSA(피로써 전립선을 검사하는 방법) 수치가 4(4이하가 정상)로 나와서 아직 암이 자랄 가능성이 있다고 했다. 그래서 루푸린 주사(PSA수치를 낮춰 주는 호르몬)를 맞고 나니 PSA 수치가 0.0000으로 나왔다는 것이다.

이 환자의 예를 특별히 드는 이유는 운동이다. 환자에게 걷기의 중요성을 설명하고 하루에 최소한 2마일(약 3.2km)을 걷고 맨손체조도 자주 하라고 일러주었다. 그랬더니 걸을 수 있을 때부터 점점 늘려서 매일 6마일씩을 걷고, 일주일에 2일은 휴식하고, 일주일에 3일은 아령과 역기를 했다고 한다(웬만큼 건강해지지 않으면 아령과 역기는 금하는 게 좋다). 아무리 보아도 이 환자는 더 이상 환자가 아니라 최고로 건강한 사람의 표본이었다. 적당한 근육에 얼굴은 홍안이며 걸음걸이가 얼마나 가볍고 상쾌한지, 치료한 지 2년이 넘도록 일주일에 두 번씩 꼬박꼬박 치료 받으러 왔다.

완치 확인 기간이 지났다. 그래서 "마이클, 이제 그만 와도 돼. PSA테스트를 여러 번 했어도 아직도 0.0000이니 그만 와요." 했더니, "닥터 박, 당신 치료는 내게 제2의 삶을 살게 해준 귀한 치료인데, 내가 왜 그만두겠어요? 돈이 없거나 시간이 없어서 못 온다면 모르지만, 내 일생 동안 치료받기 원하니 그런 말 하지 마세요."라고 응답하는 것이었다. 지금도 일주일에 한 번씩 어김없이 내원하여 치료를 받는다.

당시 환자가 들려 준 에피소드다. 치료한 지 2년쯤 되었을때, 휴스톤에 있는 미국에서 가장 유명한 암센터에 가서 검진을 받아 보겠다고 했다. 그래서 필자는 검진만 하고 항암 치료를 받으라고 해도 받지 않는 게 좋겠다고 권유했다. 모두 검진한 다음 담당의사가 "모든 것으로 봐서 확실히 암이 없는 듯하나 재발 방지를 위해 항암 치료를 합시다. 당신은 건강하니 쉽게 이겨낼 수 있을 것이오."라며 항암 치료를 권하더란다. 그래서 담당의사에게 "의사 선생님, 난 여기 윈도우 쇼핑(눈요기)만 하러 왔습니다."라고 대답했다고 한다. 그러고는 모두 웃으면서 헤어졌단다.

운동을 열심히 하여 건강을 유지하면서 치료받은 좋은 예이다. 모든 환자가 이렇게 치료하면 치료 효과는 100%일 것이다.

■ 암은 마음의 병

암 환자 대부분은 수개월 전 혹은 수년 전에 가슴 아픈 일을 겪은 사람들이다. 우리는 살면서 자녀나 배우자의 죽음, 이혼, 사랑하는 사람으로부터 버림 받음, 사업 실패, 직장에서 억울하게 해고당하는 등 마음의 상처를 입게 된다. 그리고 대체적으로 긍정적이고 활달한 사람은 잠시 후 이런 일들로부터 벗어날 수 있지만, 마음이 곱고 섬세하며 속 상한 일이 있어도 꾹 참고 표현을 못 하는 사람들은 쉽게 벗어나지 못한 채 괴로워하고 슬퍼하면서 마음의 병을 얻기 십상이다.

앞서 말했듯 동양의학에서 마음은 심장과 통한다. 그래서 마음이 상했다는 것은 심장이 상했다는 말이고, 옛날 우리 어머니들이 가슴앓이라고 하는 것도 실제 심장이 상하는 것이다. 이런 분들은 가슴 가운데를 누르면 심한 통증을 느낀다고 호소한다. 이런 소심한 분들이 암에 걸리면 짜증을 쉽게 내고, 우울하며 부정적이고 매우 겁이 많으며 기쁨이 없다. 물론 이런 병이 들면 누구든지 희망이 없으므로 이런 성격으로 변하기 마련이겠지만, 병에서 벗어나려면 한시 빨리 이런 상태에서 벗어나야 한다. 모든 것이 기쁘고, 사랑스럽고, 희망적이라는 마음 상태로 변해야 한다. 암 치료에 정신 안정이 얼마나 중요한지를 생각하면 꼭 떠오르는 환자가 있다.

68세 된 이탈리아 계통의 부인이 유방암으로 찾아왔다. 이분은 서양 항암 치료에 지쳐 그저 통증 없이 편안히 있다가 죽겠다는 심정으로 찾아왔는데, 본인이 운전도 못 할 정도여서 남편이 항상 데리고 왔다. 양쪽 가슴 전체에 밤톨만 한 종양이 울퉁불퉁하게 나왔을 뿐만 아니라 가슴 전체에 번져 아주 괴로워했다. 그러나 6개월쯤 서로 열심히 치료하고 잘 따라 준 덕에 유방은 보통 때의 크기로 돌아왔고, 밤톨만 하며 붉은색으로 돋아 성이 나 있던 돌기들은 완두콩만 한 크기의 갈색으로 변했다. 본인은 물론 그 가정과 우리 병원 식구들 모두 기뻐했다.

그런데 어느 날 환자가 울며 불며 들어왔다. 무엇 때문에 어떻게 싸웠는지 묻지 않았지만 부부싸움을 아주 엄청 심하게 했단다. 그리고 당장 이혼해야겠다고 했다. 잘 달래고 안정시킨 다음 보냈는데, 다음날 왔을 때도 분이 가시지 않았을뿐더러 가슴이 다시 부었고, 작은 돌기들이 원래 있던 크기보다 더 커보이는데, 한둘은 궤양 징조까지 보였다. 재발 내지는 악화가 하루 만에 이루어진 것이다. 6개월 치료가 하루 만에 물거품으로 돌아가고 말았다. 부부관계가 완전히 해결이 안 됐는지, 더 이상 연락도 되지 않고 내원하기를 그쳤다. 그리고 두 달 후에 돌아가셨다는 연락을 받았을 때 인간의 힘이 얼마나 연약한지를 느낄 수 있었다. 필자의 환자들 중 마음을 다스리지 못하고 몸을 상하게 하여 돌아가신 대표적인 사례다.

또 다른 치료 사례로서 바로 얼마 전인 2011년 11월에 있었던 일이다. 연초부터 한달 반 치료 후 증상이 많이 호전되었다가 다시 악화되어 다시 오고, 또 치료 후 악화되어 3번씩이나 들락거린 60대 초반의, 성격이 만만치 않은 스페인 계통의 유방암 환자 얘기다.
2009년 중순 서양 병원에서 유방암 환자로 전이가 약간 된 상태에서 여러 번 치료 받다가 악화되자 소문을 듣고 2011년 초에 본 한의원을 찾아왔다. 환자와 얘기를 나눠 보니 목소리부터 괄괄한 것이 여장부 스타일인 데다 성격도 급했다. 전화 통화를 들어 보면 화도 잘 냈다. 필자는 치료하면서 심신의 중요성을 얘기하고 화내지 말 것을 거듭 당부했다.

1개월 반 치료 후 거의 완치되어 갈 즈음 지방에 그분 집을 짓는데 문제가 생겨 재판을 하게 되었다면서 일주일간 다녀오겠다고 했다. 그런데 석달 반 만에 나타났는데, 유방을 수술하고 온 것이다. 깜짝 놀라 물어 보니 재판 과정에서 상대 변호사와 싸우다가 흥분하는 바람에 가슴이 점점 커지더니, 일주일 만에 종양이 솟고, 결국 터져 고름이 나와 할 수 없이 수술하게 되었다는 것이다. 수술 자국을 보니 필요 이상으로 크게 절개되어 있었다.

어쨌든 다시 찾아왔으니 2개월 정성껏 치료한 후, 필자의 생각에 거의 전이된 암이 없어진 것 같아 MRI를 촬영해 보라고 했다. 그러자 다음날 와서 울고 불고 난리가 났다. 이유인즉 의사가 수술한 상처를 보더니 "MRI고 뭐고 간에 당신은 온몸에 암이 퍼졌을 것이고, 그렇게 놔두면 얼마 못 살 테니 빨리 입원해 치료 받으라."고 다그쳤다는 것이다. 어떤 의사인지 나도 화가 났지만, 우선 환자를 달래는 것이 급선무였다. 환부를 보니 벌써 종양들이 벌겋게 올라오고 있었다. 마음을 달래 가며 안정시킨 후 2주 치료한 후에 다른 의사한테 가보라고 했다. 그러자 갔다 와서는 웃으면서 고맙다고 한다. 왜 그러냐니까 이번에는 여의사인데 MRI 찍고 검사한 후 자신의 병력을 다 듣더니 "전이된 암이 안 보이고 유방에만 조금 남아 있으니 자기한테 조금만 더 치료 받으면 완치될 것이며, 앞으로 암으로 죽을 염려가 없으니 걱정하지 말라."라고 했다는 것이다. 종양을 살펴 보니 역시 약간 작아졌다. 환자의 심신이 이대로 안정되어 가면 향후 1개월 안에는 완치될 수 있을 것으로 판단되지만, 어쨌든 마음가짐이 얼마나 중요한지 다시한번 일깨워 주는 또 다른 교훈이다.

치료가 잘되고 있는 환자들도 종종 가족간의 불화 혹은 큰 스트레스 등으로 마음이 불안해지거나 속상해 할 때, 환자들의 혈색이 순식간에 회색으로 변하는 것을 가끔 본다. 그러므로 마음을 잘 다루는 것이 중요한데, 그게 생각처럼 쉽게 되지 않는 모양이다. 하기야 마음을 잘 다스려야 한다는 것은 인간의 영원한 숙제이니까. 그러나 다행한 것은 대부분의 환자들이 자신이 약해지면 하나님을 찾는다는 점이다. 그렇기 때문에 경전에 따라 기도하며 권고하고 위로할 때 쉽게 평정을 되찾기도 하는 것을 경험한다.

나이 들수록 느끼는 것은 남에게 줄 때가 행복하고 상대편을 용서할 때가 마음이 편하다. 논리보다는 이해를, 이해보다는 사랑하는 마음을 가질 때 진정 행복을 맛볼 수 있다. 생각대로 안 되는 것이 우리의 마음이겠지만, 덜 갖고, 화해하고, 사랑하면서 서로 웃을 수 있도록 노력하자. 특히 암 환자는 즐겁고 편안한 마음을 가져야 빨리 나을 수 있다는 것을 명심해야 한다.

암을 죽이는 NK(Natural Killer, 자연살해 세포) 세포는 혈액 내에 있는 백혈구의 일종으로 골수에서 생산된다. 그런데 스트레스를 받으면 활동을 멈춰 세포를 만들어 내지 못하고, 스트레스로 인하여 다량의 과립구가 발생하여 몸속에 염증을 일으키면서 산소가 줄어들어 NK 세포는 점점 없어지고 암세포가 번식한다. 그러나 즐겁고 긍정적인 마음은 스트레스를 멀게 하여 NK 세포를 두 배 정도 늘릴 수 있다. 더불어 몸속까지 깨끗해진다면 골수에서 NK 세포를 더 많이 만들게 되어 암 세포의 증식을 막는다.

다 아는 얘기지만 스트레스가 왜 그렇게 건강에 해로운지 살펴보자. 스트레스를 받거나 화가 나면 서로 다른 두 가지 반응을 볼 수 있다. 한 가지는 얼굴이 붉어지는 경우이고, 다른 경우는 얼굴이 하얗게 되거나 노랗게 되는 경우이다. 첫째 경우는 피가 머리로 모이는 것이고, 둘째는 피가 근육으로 모이거나 혹은 어딘가 근육 경련을 일으켜 순환이 막히는 것이다.

먼저 얼굴이 붉어지는 경우를 보면, 얼굴은 붉지 않더라도 정수리는 꼭 붉다. 이런 일을 많이 겪는 사람은 대개 탈모가 심하고, 육체적 활동보다는 정신적 활동을 하는 사람들에게 많다. 신경을 많이 썼을 때나 화가 났을 때 이런 일이 나타나는데, 이는 뇌의 피 소모량이 많으므로 일어나는 현상이다. 평소 뇌 세포는 다른 기관의 세포보다 약 4-5배 이상의 피를 소모한다. 그래서 만약 뇌가 평소보다 두 배로 활동을 지속한다면, 다른 조직보다 8-10배의 피를 사용하게 된다. 비록 1kg 정도의 작은 기관이지만 이렇게 많은 양의 피를 쓰기 때문에 다른 조직들로 가는 피의 양이 상대적으로 줄어든다. 그렇기 때문에 이런 상태가 계속되거나 오래되면 다른 기관들은 자연적으로 쇠약해져 건강 상태가 나빠진다.

이와 반대로 얼굴이 노랗거나 하얗게 변하는 경우가 있는데, 이들을 상대할 때는 조심해야 한다. 화가 나거나 놀라거나 긴장하면 피가 근육에 몰려 있어 근육이 최고로 활동할 수 있는 상태이기 때문에, 자칫하면 주먹이나 발길이 먼저 나가는 경우가 많다. 싸움꾼들 중에 실제 이런 유형이 많다. 이런 경우도 역시 피가 편중되기 때문에 다른 장기들의 역할이 제한되므로 몸이 쇠약해질 수 있다.

우리말 중에 '속이 상한다'는 말이 있다. 속이 상한다는 말은 슬프다든지, 괴롭다든지, 불만스럽다는 것의 표현인데, 이런 정신적인 작용이 오래 가면 내장이 상함은 물론 행동도 나빠진다.

옛날 이야기 하나 해보자.

시골에 노총각 나무꾼이 살고 있었다. 그는 너무 가난하여 아직 장가도 못 가고 그저 가족 봉양하기에 급급하며 살았다. 나무를 해서 시장에 팔아 생계를 유지하고 있었다. 어느 날 나무를 베다가 나무 아래서 계란을 발견하고 너무 기뻤다. 나무하는 동안 잘 보관했다가 나무를 한 짐 해서 진 다음, 두 손으로 잘 받쳐 들고 집으로 오는 도중 꿈을 꾸기 시작했다. 집에 가서 잘 삶아 어머님께 봉양할까? 아니야, 옆집 암탉에게 품도록 해서 부화하게 해야지. 3-4개월 잘 키우면 어미닭이 되어 알을 낳기 시작하겠지. 그럼 한달이면 넉넉히 20개의 계란이 될거야. 그것을 또 부화시키고, 그 병아리가 또 알을 낳고 해서, 1년이면 상당한 숫자가 될 것을 생각하니 벌써 마음이 부자가 된 기분으로 기운이 나서 내려왔다. 그런데 갑자기 동생들이 생각났다. 이 녀석들이 암탉이 계란을 낳을 때마다 꺼내 먹는 모습이 상상됐다. 이놈들이 조금만 참고 견디면 1년 안에 큰 부자가 될 텐데, 하면서 울컥 화를 내며 주먹을 불끈 쥐었더니, 아뿔싸! 손에 들고 있던 계란이 박살나 버렸다.

이것은 이야기에 불과하지만, 실제 화를 계속 내면 꿈도 깨지고 건강도 나빠진다. 건강은 한번 깨지면 다시 찾기 어렵다, 계란이 깨진 것처럼.

03 내과의사 말기암 환자

본 한의원 내원 환자 중 90% 이상이 미국인이다. 전에는 미국인들의 동양의학에 대한 인식이 낮아서, 근육통이나 각종 디스크 환자가 대부분이었다. 하지만 최근에는 소문이 나다 보니 류머티즘 관절염, 루프스, 아토피 같은 난치성 환자는 물론 암 환자도 많이 오는 편인데, 암 환자는 대체적으로 서양의학에서 포기한 말기암 환자들이다. 그리고 현대의학의 항암 치료법에 두려움을 느낀 서양의학 의사들도 가끔 온다.

2010년 가을에 현직 내과의사이자 54세인 미국인 여자 말기 위암 환자가 찾아왔다. 이 환자는 병원에서 치료 받았으나 재발된 상태였다. 필자에게 왔을 때는 이미 폐까지 전이된 상태로 서양의학에서 포기한 말기암 환자였다. 물론 많이 지쳐 있는 상태였다.

우리가 알다시피 미국인들은 서양의학을 절대 신봉하는 사람들이기 때문에, 소문을 듣고 찾아왔더라도 일반인들도 처음에는 반신반의하는 눈초리로 쳐다보곤 한다. 그런데 하물며 의사들은 어떻겠는가? 어떤 의사 환자는 자기가 살려고 필자한테 자기 몸을 맡기는 입장인데도 딱하게도 가슴을 열지 못하는 의사도 있다. 왜냐하면 자기네 의학만이 최고인 줄 아는 그들은 서양의학 이외의 모든 의학, 즉 동양의학, 인도의 아유르베다, 티베트 의학 등을 대체의학이라고 부르면서, 의사와 간호사의 관계처럼 서양의학이 의사로서 주종이고, 기타 다른 의학(대체의학)은 간호사처럼 의사를 도와 주는 보조 역할로서만 인정하기 때문이다.

물론 이 말기 위암 환자도 마지못해 필자한테 왔다는 표정으로, 어떤 방식으로 치료하며, 몸은 어디 어디를 만지며, 고통이 있는가 없는가, 그리고 기간은 얼마나 걸리겠는가 하는 여러 가지 질문을 마치 취조하듯 물어 보았다. 몸도 필자가 환자에게 어디를 만져야겠다고 먼저 말하고 허락 받은 후 만지라고 엄격히 요구했다. 생각해 보라. 과연 치료해 주고 싶은 마음이 나겠는가? 의사를 불신하고 치료 행위를 제한한다면 치료를 못 하겠으니 그만 돌아가시라는 소리가 목구멍까지 나왔다. 그러나 암이라는 무시무시한 폭군 앞에 고통받으며 절망에 빠져 있는 환자를 살려야 한다는 마음이 앞서서 인내하며 차근차근 치료해 나가기 시작했다.

하루 한 시간씩 치료하는데, 어디 어디를 만지겠다고 말하고 치료를 했지만, 때로는 다른 곳도 만질 필요가 있는데 환자가 제한하니 어려움이 많았다. 그러나 3일 후부터 얼굴에 화색이 돌기 시작하더니 5일째 되는 날 환자는 웃으면서 "당신이 필요로 하는 부분을 다 만져도 좋다."고 말했다. 경직되었던 환자가 웃으면서 "당신이 필요한 부분을 만져도 좋다."라고 말하는 것을 들었을 때 참으로 기뻤다. 이 환자는 이미 양방 병원에서 복잡한 수속 절차와 입원, 식사 제한은 물론 이리저리 옮겨 다니면서 받는 검사와 항암 치료, 그리고 치료 후에 따르는 극심한 육체적, 정신적 고통을 겪은 환자였다. 그런데 병실이 아닌 집에서 왔다 갔다 하고, 치료 시간도 1시간 내외이며, 먹는 것에 제한은 있지만 병원에서처럼 링게르만 꽂고 있는 것도 아니며, 항암제나 방사선 치료가 아니라 단지 몸 여러 곳을 눌러 주고, 누를 때마다 고통 아닌 시원함을 느끼며, 설사 누를 때 아플지라도 곧 통증이 사라지고, 뭔가 모르게 하루하루 기분이 달라지고, 예전보다 통증이 덜한 것을 느꼈기 때문에 나한테 믿거라 하고 그런 얘기를 한 것으로 보인다. 어쨌든 이 환자는 계속 치료를 받았다.

한달 후 MRI 촬영 결과 폐는 물론이고 다른 곳까지 전이되었던 암세포가 없어졌고, 위암 종양 크기도 원래보다 줄어들었다. 가족이나 직장 동료들은 과정은 이해할 수 없지만 신의 축복으로 살아나 천만다행 이라고 다들 기뻐했다고 한다. 그리고 이후에도 꾸준히 치료받아 <u>《완치되었고(완치란 MRI 촬영 상에 암 종양이 나타나지 않은 상태)》</u> 완치되었으니 오지 말라고 해도 아직까지 일주일에 한

번씩은 꼭 들러 치료를 받고 있다.

그 외 뇌암, 대장암, 직장암, 유방암, 췌장암, 폐암, 혈액암, 구강암 등 여러 가지 종류의 많은 암 환자들이 다녀갔다. 너무 늦었거나 삶을 거의 포기하였거나 조바심을 많이 내는 환자를 제외한 대부분이 완치되고 있다(치료하다 보면 이 방법 저 방법 다 써봤지만 고통스럽고 효과도 못 봐 삶을 포기한 환자가 의외로 많다. 포기한 환자는 정신적으로 강하지 못하기 때문에 많은 노력을 기울여도 치료 성과가 안 나타나는 경우가 있다. 또한 생명에 대한 집착이 너무 강하여 꼭 나아야 한다는 강박관념으로 조바심을 많이 내는 경우도 치료에 도움이 안 된다.)

한편 특이하게도 턱뼈암 환자가 있었는데, 턱이 부어 입을 다물지 못해 음식을 먹지 못함은 물론 말도 하지 못하고 웅얼거리기만 했다. 그런데 그도 2개월간의 치료 끝에 완치되었다. 완치된 일주일 후 먹는 데도 문제없고 말하는 데도 지장이 없다고 가족들이 별도로 와서 진심어린 표정으로 감사하다고 했다. 그 말을 들었을 때 의사로서의 보람을 느꼈다.

04 웃음치료

인체가 스트레스를 받으면 뇌에서 명령하여 아드레날린이라는 호르몬을 분비시켜 우리 몸에 닥친 위험 신호에 대비코자 맥박과 호흡이 빨라지게 하고 혈압과 혈당을 높여 우리 몸을 보호해 준다. 그러나 그것이 장기화되면 인체 면역력을 떨어뜨려 질병을 일으킨다. 이와같이 스트레스가 병을 일으킨다면, 반대로 즐거운 마음이나 긍정적인 사고 방식은 병을 치료할 수 있을까? 웃는다는 것은 즐거운 것이고, 즐겁다는 것은 행복하다는 것이다. 행복하면 마음이 더할 나위 없이 편안해져 치유력이 극대화될 것이다.

실제 웃음으로 자신의 불치병을 치료한 사람이 있다.
1960년대 중반 불치병인 강직성 척추염으로 고통에 시달리던 미 언론인 노만 커진스(Norman Cousins, 1915-1990)는 효과 없는 병원 치료에 지쳤다. 그러던 어느 날 한번 크게 웃고 나면 2시간여 동안 통증이 멈춘다는 사실을 깨닫고, 아주 재미있고 웃기는 코미디 프로그램만 보고 웃으며 치료해 보자고 결심했다. 몇 달 후 결국 건강을 되찾은 그는 웃음치료를 연구, 개발하고 UCLA 의대 교수로 초청 받아 심신(心神) 의학의 선구자가 되었다. 그를 연구해 온 로마린다 대학 교수 리 벅(Lee Berk) 박사는 "긍정적인 행동들은 세포를 재생시키고 삶에 활력을 불러일으킨다."라고 발표했다.

생각은 행동을 하게 하고, 행동은 습관을 낳으며, 습관은 성격을 만들고, 성격은 운명을 결정 짓는다. 그러므로 부정적인 생각은 불행한 인생을 초래하고, 긍정적인 생각은 즐거운 인생을 만든다는 것을 잊지 말자. 웃고 있을 때는 미움, 시기, 질투 등 부정적인 마음이 사라진다. 표정이 생각을 바꾼다는 것을 명심하고, 화가 날 때도 웃도록 노력하자. 특히 암 환자는 많이 웃을수록 좋다. 억지로라도 웃자.

"마음이 즐거워야 웃지."라고 반문하는 사람들이 있다. 그러나 억지로라도 웃으면 마음이 밝아진다는 것은 실험적으로 밝혀진 사실이다. 웃을 때는 마음도 가벼워질 뿐 아니라 모든 신체기관도 따라 움직이게 된다. 이러한 현상은 억지로 웃을 때도 동일하게 나타난다. 입을 크게 벌리고 얼굴 근육을 움직여 악관절이 자극되도록 웃으면, 뇌를 자극하여 순환을 좋게 하고, 몸에 이로운 좋은 호르몬을 만들어 낸다. 호탕하게 웃을 때는 폐 속에 있는 먼지, 탄산가스 등의 나쁜 물질을 밖으로 내보내게 되어 몸의 해독작용이 활발하게 이루어진다. 그리고 심하게 웃고 나면 뱃가죽과 속이 아플 때가 있는데, 이는 배가 갑자기 운동을 많이 하여 배 근육이 당겨서 아픈 것이다.

나이가 들면 운동량이 적어 장이 활발하게 움직이지 못하므로 빨리 노쇠해지는데, 호탕하게 웃을 때는 배에 자극을 주어 장 움직임이 활발해져서 소화 흡수를 돕는다. 그러므로 웃을 일이 없더라도 억지로라도 웃어 평소에 잘 쓰지 않는 근육들을 활성화시켜 건강에 힘쓰도록 해야 할 것이다.

이러한 현상에 영향을 받아 최근 선진국은 물론 한국에서도 웃음치료라는 새로운 치료법이 등장했다. 한국에서는 웃음을 통해 환자들을 전문적으로 치료해 줄 수 있는 웃음치료사 자격증 제도까지 생겨났다. 또 실제 몇몇 병원에서는 웃음치료실이라는 방을 따로 만들어 놓고 있다. 그러면 우리나라 웃음치료사 김형준 교수가 발표한 많은 암 환자 웃음치료 사례 중 2가지만 살펴보기로 하자.

첫 번째 사례다.
"TV에도 출연한 적이 있는 한복순 씨는 거식증과 유방암 말기로 폐까지 전이되어 죽음을 넘나들며 많은 고통을 당하고 있었다. 그러나 나의 웃음치료 도움을 받아 10년 넘게 건강한 생활을 하고 있다. 나아가 지금은 다른 환자에게 웃음을 전달하며 당당하게 살아간다. 2003년 그녀에게 적용한 웃음치료 요법은 셀프 쇼(Self Show) 요법이다. 사람들 앞에서 본인의 장점을 보여 줌으로써 자신감과 행복지수를 높여 주는 긍정행동 요법이다. 예를 들면, 재미있는 춤을 준비하여 보여 주거나 유머를 구사케 하고, 무대에서 사람을 보면서 그들이 폭소하도록 만드는 것이다."

두 번째 사례다.
"'KBS 아침마당', '생로병사' 등 여러 차례 방송에 출연했던 박금순 씨는 자궁암과 우울증에 시달렸으나 웃음치료 6개월 후 암이 작아지고, 지금까지 4년째 건강하게 살면서 웃음강사로 활동하고 있다. 치료법은 마음을 다해 울고, 자신의 부족한 부분을 남에게 솔직히

고백하도록 했으며, 숨어 있는 재능을 발견시켜 주고, 그 재능을 대중들 앞에서 표현할 수 있도록 가르쳐 주었다. 다음은 박금순 씨의 편지다.

• 웃음치료 체험수기 2급13기 •

처음 웃음치료 강의 수강에 들어가서도 두려운 마음을 없애 주고
웃는데 3째 만에 나는 많이 변했다. 요양원에 있는 환우들에게
김영균 선생님의 모습을 흉내 내서 환자 들을 즐겁게 했고.
아니 죽어가 했다. 하청 24에 환송에 음악가 환자서 무작정
웃음 치료 연습을 하면서, 강한 결과가 좋게 나왔다.
그래서 나는 너무나 기뻤고 함께 있는 요양원 환자 들과
함께 손에 음악가서, 여기서 배운 되로 실컷 하면서 모두가
즐겁게 웃으면서 얼굴이 밝아 보였습니다. 힘들어 하는 환자와
나는 서로 를 의로하면서 웃음으로 긍정적인 숨을 쉬나 가고 있느니라.
건강하게 공부 하는 여러분. 암에 걸리지 않은 상태에서는 이해가
어려울 것입니다. 부엇이 좋아서 웃음 일이 있겠습니까? 그러나
주어진 환경에 거주항라면 좋니라? 아니면 꿈과 들어가도 웃지 않는
숨속에서, 이런 이해가 있어. 나자신도 쳐우리고. 다른 환자 분들도.
웃음을 전해주고. 고통속에서 굳검고 어려움을 덜을수 있도록 좋이
좋아서 될니라. 여러분 웃음이 우리에게 주는 영향은 어떻게 말로
표현하죠. 웃음이 주는 행복에 감사 하며 많이 웃고 살아 갑시다.
고맙습니다. 그리고 행복하고 기쁜 같이 즉흥으로. 2008. 1. 10.
성경 박금순

웃음은 좋고, 기쁘고, 행복할 때 나오는 얼굴 표정이다. 웃는 사람의 피를 분석했더니, 웃을 때는 암을 일으키는 종양 세포를 공격하

는 세포들이 몸속에 많이 생겨난다고 한다. 수양을 많이 쌓은 종교 지도자나 수도사, 그리고 스님들 가운데 우울증이나 암, 또는 치매에 걸린 분들이 거의 없는 것으로 볼 때, 종교와 영성 그리고 긍정적인 사고가 얼마나 중요한지 알 수 있다. 외국의 어느 매체는 "앞으로는 어쩌면 환자가 치료를 의사에게 수동적으로 맡기던 시대에서 영성이나 종교, 긍정적인 마음가짐이나 웃음을 통해 스스로 마음을 다스리고 치료의 주체가 되어야 하는 심신(心信) 의학 시대가 될지도 모른다."라고 발표했다.

05 대체의학

현대 의학계에서 대체의학이란 서양의학 이외의 모든 전통의학과 민간 요법을 통틀어 일컫는 말로서 대체보완의학 또는 제3의학이라고도 한다. 그동안 세계의 의학 구도는 3분되어 왔다. 오늘날 의학계에 대표적인 자리매김을 하고 있는 서양의학과 한국을 포함한 중국과 일본, 베트남의 전통 의학인 동양의학, 그리고 인도, 스리랑카, 파키스탄, 방글라데시 등지에서 행해지고 있는 아유르베다가 그것이다. 인도 민속의학인 아유르베다는 5천 년의 역사를 가진, 세계에서 가장 오래된 의학이다. 아유르베다는 간단한 운동, 명상, 식사 조절과 약초 섭취 등으로 건강을 증진시키고 자연 상태에서 질병을 예방, 치료하려는 것이다. 동양의학 역시 인간은 대지 위에서 자연과 함께 더불어 살기 때문에 인체를 소우주로 생각하여 병의 근원을 인체의 총체적인 면에서 분석한다. 체질, 성격, 체력, 음식 등 다양한 방법으로 분석하며, 암 같은 경우는 수술하지 않고 침, 뜸, 수기(手氣), 식이 요법, 약초 등을 통한 자연 치료로 병을 극복하고자 하는 것이다. 서양의학은 "과학적인 방법으로 실험을 통하여 증명된 정보만을 인정하는 서양의학이 진정한 의학이다."라고 말하고 있다. 그러나 그들이 치료하지 못하고 있는 암, 고혈압, 당뇨 같은 난치병들에 대해서는 아직까지 뚜렷한 치료 방법이 없으므로 최근에는 이들의 치료를 위해 동양의학과 같은 제 3의학에 관심을 기울이고 있다.

세계보건기구(WHO)가 발표한 바에 의하면 세계 인구 60% 이상이 자연의학(대체의학)으로 질병을 치료하고 있으며, 현대의학의 선두 주자인 미국에서도 상류층을 중심으로 40%가 자연의학을 이용하고 있다고 하면서, 다음과 같은 통계를 내놓고 있다.

〈미국〉
1. 자연의학 연구에 몰두하는 한편 하버드 대를 비롯한 50여 개 대학에서 자연의학을 정식 과목으로 채택했다.
2. 가정의학과 의사의 70%가 자연의학 치료를 겸하고 있으며, 의대생 80%가 자연의학을 배우고 있다.
3. 하버드 대, 존스 홉킨스 병원, MD 앤더슨 암센터 같은 세계적으로 유명한 병원에서 현대의학과 자연의학을 함께 제공하는 통합 의학센터가 잇달아 문을 열고 있다.

〈일본〉

1. 암을 치료할 때 현대의학 치료를 30%만 사용하고, 나머지는 자연요법에 의한 자연의학 치료를 하고 있다.
2. 일부 자연식품의 사용에 의료혜택을 부여하고 있다.

〈유럽〉

1. 이미 자연의학이 생활화되어 있다.
2. 비타민 C가 부족하면 비타민 영양제를 복용하지 않고 자연식품을 섭취하여 보충할 정도로 자연요법 인식이 보편화되어 있다.

〈프랑스〉

1. 의사의 40%가 자연의학으로 환자를 치료하고 있으며, 전체 의약품의 25%가 자연의학에 쓰이는 약이다.

〈독일〉

1. 약 2만 명의 자연의학 의사들이 활동하고 있다.
2. 현대의학과 자연의학을 겸하는 통합 의료병원을 운영하고 있다.
3. 과학적으로 입증되지 않았더라도 치료 효과가 있다면 제도적으로 인정 한다.

물론 미국은 아직 대체의학(자연의학)이 단순 보조 역할만 하는 수준이라 할지라도, 위의 통계에서 보듯 세계적으로 대체의학의 입지가 점점 더 강화되는 것을 볼 수 있다.

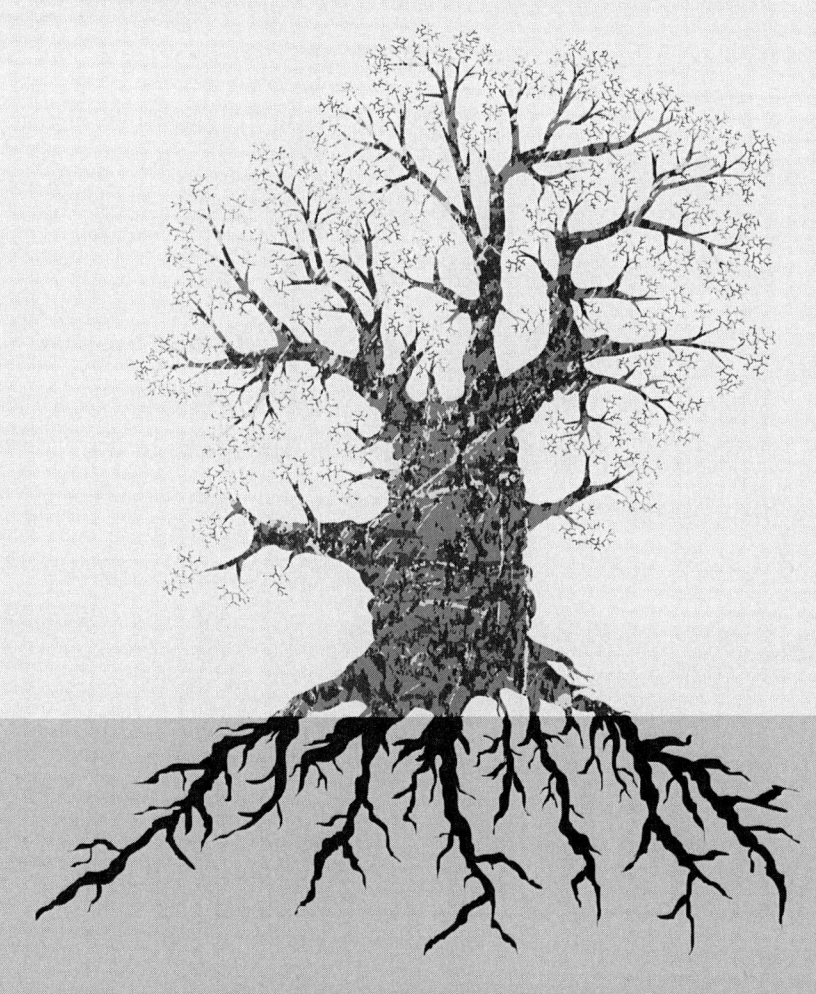

제 4 부

치료 중과 치료 후의 건강 관리

우리를 죽음의 공포로 몰아넣고 여러 가지 고통으로 괴롭히던 암이 사라져 MRI 상에 안 나타난다 할지라도, 암이란 녀석은 우리가 주의하지 않는 이상 언제 또 우리 몸에 나타날지 모른다. 따라서 치료되었다고 할지라도 향후 2년간은 건강 관리에 세심한 주의를 기울여야 한다. 진정한 건강을 위해서는 면역력이 튼튼해야 하므로 면역력 강화에 힘써 재발 방지를 위해 노력하지 않으면 안 된다.

사람은 누구나 무병장수하길 바란다. 하지만 건강에 대한 지식이 어두우면 무얼 어떻게 해야 하는지 모르는 경우가 많다. 그러나 남의 얘기를 잘 듣고 주변을 살피면 간단하고 쉽게 실천할 수 있는 방법들이 많다. 지금부터 하고자 하는 얘기도 그리 힘든 일이 아니니 암 환자는 물론 일반인에게도 건강을 위해 많은 도움이 되었으면 한다.

01 햇볕과 건강

우주 만물의 성장 원동력인 햇볕의 중요성은 새삼 말할 필요가 없다. 우리가 자랄 땐 요즈음 애들처럼 컴퓨터나 게임기가 없었으므로 집안에 있지 않고 전부 밖에 나가 하루종일 햇볕 아래서 또래들과 여러 가지 장난을 치며 즐겁게 놀았다. 그래서 얼굴은 물론 팔이나 종아리까지 자연히 건강한 구릿빛이었다. 그런데 근래 들어 애들이 햇볕을 쬐지 않다 보니 피부가 하얗고 예쁘긴 한데, 연약한 것은 물론 안짱다리나 성장 장애 같은 구루병에 걸린 애들도 많다고 한다.

구루병이란 비타민 D가 모자라 생기는 병이다. 비타민 D는 햇볕만 쬐면 우리 몸에서 자동적으로 만들어지는 영양 필수품이다. 그외에도 칼슘 흡수를 원활하게 하여 뼈를 튼튼하게 만든다. 만일 이것이 부족하게 되면 골다공증은 물론 암이나 심장병, 당뇨 같은 심각한 생활습관병을 얻게 된다. 따라서 암 환자는 반드시 하루에 적어도 20분 이상 햇볕을 쬐도록 노력해야 한다. 만일 20분이 힘들다면 하루하루 조금씩 늘려 20분 이상이 되도록 해야 할 것이다. 그리고 햇빛을 쬘 때는 되도록 얇은 옷을 입고, 걷거나 움직이는 것이 효과적이며, 선글라스나 햇빛 차단막은 가급적 착용 안 하는 것이 좋다. 독일 뮌헨 의대 연구진에 의하면, 가을에 감상적 무드에 휩싸이고 겨울철에 우울증에 시달리는 것은 망막에 도달하는 햇볕이 줄어들고, 그로 인해 뇌에서 분비하는 멜라토닌 호르몬 양이 감소하기 때문이라고 한다. 미국에서도 비가 많이 오는 시애틀이나 오레곤에 거주하는 사람들이 타 지방에 비해 우울증 환자들이 많은 것도 일조량이 적기 때문이다.

오늘날 자동차를 비롯한 여러 가지 공산품들이 프레온 가스나 기타 공해 물질을 많이 배출하여 지구상의 오존층이 파괴되고, 그로 인해 자외선이 들어오게 되다 보니 많은 사람들이 햇볕을 두려워한다. 물론 자외선은 피부암이나 기미, 주근깨의 원인이므로 피부에는 백해무익하다. 따라서 암 환자나 기타 질병을 가지고 있는 사람은 한낮은 피하고 가급적 아침이나 오후 늦게 햇볕을 쬐도록 한다. 만일 그때도 햇볕이 강렬하다면 자외선 차단제라도 바르고 쬐어야 한다. 만일 이사를 간다면 창문이 가급적 남쪽으로 향해 있는 집을 택하여 햇볕이 집안에 많이 들어오도록 하자.

02 공기와 건강

인간은 대지 위에서 자연과 더불어 호흡하며 살고 있다. 그리고 자연은 우리에게 공기를 무한정 주기 때문에 공기의 중요성을 잘 모르고 지나치는 경우가 많다. 그러나 사람은 실제 5분간 숨을 못 쉬면 뇌가 상하기 시작하고, 10분간 못 쉬면 완전히 죽고 만다. 따라서 인간은 숨을 쉬어야만 생명을 유지할 수 있으므로 공기는 인간이 살아가기 위한 가장 근본 되는 물질이다. 나아가 공기는 암 환자에게도 말할 수 없이 중요하다. 독자들은 앞서 암은 세포 내의 산소 결핍으로 유발된다는 학설을 발표하여 노벨상을 수상한 바르부르그를 기억할 것이다. 산소가 많은 신선한 공기는 암이라는 무서운 종양도 태울 수 있는 자연의 선물이라는 것을 잊지 말자. 그리고 생명을 유지하기 위해선 누구나 똑같이 코로 숨을 쉬어야 하지만, 어떤 공기를 어떤 방법으로 호흡하느냐에 따라 우리의 건강은 사뭇 달라질 수 있다. 건강 증진을 위한 호흡법을 소개하면 다음과 같다.

1. 복식 호흡법이다. 복식 호흡이란 말 그대로 배로 숨쉬는 것이다. 아기가 자는 것을 자세히 들여다보면 숨쉴 때마다 배가 나왔다 들어갔다 하면서 배가 볼록볼록하는 것을 볼 수 있다. 바로 복식호흡을 하고 있는 것이다. 간혹 복식호흡과 단전호흡을 혼동하는 사람들이 있다. 단전호흡이란 배꼽에서 3치 아래에 있는 단전이라는 특수 부위만 호흡에 따라 들어갔다 나왔다 하는 것으로서 다소의 훈련을 필요로 하는 것이지만, 복식호흡이란 단전과 같은 특수 부위가 아닌 배 전체를 움직여 숨쉴 땐 배가 나오고 내쉴 땐 배가 들어가게 하는 호흡법을 말한다. 일반적으로 숙달되지 않은 사람은 숨쉴 땐 배가 들어 가고 내쉴 땐 배가 나오는데 옳지 않은 방법이다. 연습하여 바르게 하여야 할 것이다. 어렵게 생각하지 말고 편안한 자세에서 배 전체를 내밀고 들이 밀면 저절로 복식호흡이 된다. 1회 호흡 시간은 각자 몸 상태마다 다를 수 있지만, 중요한 것은 들여 마시는 시간과 내쉬는 시간이 같아야 한다. 즉 1초 들여 마셨으면 1초 내쉬고, 3초 들여 마셨으면 3초 내쉬어야 한다. 특히 장거리를 뛸 때 복식호흡을 하면 쉽게 지치지 않는다.

심장은 다른 장기의 도움 없이 능동적으로 움직이지만, 폐는 수동적이다. 흉곽이나 횡경막이 확장될 때 폐도 확장되고, 그것들이 수축될 때 폐도 수축된다. 따라서 흉곽 호흡만 하면 폐의 일부분만 사용하게 되므로 산소 흡입량이 적어 건강에 지장이 온다.

그보다 횡경막까지 사용해 호흡하면 산소 흡입량을 늘려 건강에 도움된다. 암 환자뿐만 아니라 일반인은 물론 사무실에서 근무할 때도 복식 호흡을 하면 우리 몸이 한결 튼튼해진다는 사실을 잊지 말자. 또한 복식 호흡은 장기 활동을 도와 주기 때문에 이중 효과를 볼 수 있다.

처음엔 어렵겠지만 차츰 연습하면 익숙해지고, 익숙해지면 신체에 변화가 오는 것을 느낄 수 있다. 복식 호흡은 또한 우리를 편안하고 안정적으로 만든다.

2. 걸을 땐 가급적이면 빠른 걸음으로 걸어라. 자연히 숨을 깊게 쉬는 것을 경험할 것이다.

3. 과식은 절대 하지 말라. 우리가 경험상 알 수 있듯이, 잔뜩 먹고 나면 씩씩댄다. 씩씩댄다는 것은 제대로 호흡할 수 없다는 말이다. 즉 불어난 위가 심장과 폐를 압박하기 때문에 숨이 가빠지는 것이다. 따라서 과식은 소화 계통에만 부담을 주는 것이 아니라 몸 전체에 영향을 준다는 것을 알아야 한다. 언제나 더 먹고 싶을 때 숟가락을 놓자. 배는 85% 정도만 채우는 것이 가장 이상적이다.

한편 또 중요한 것은 몸에 좋은 공기를 마셔야 하는데, 좋은 공기를 마시기 위해서 해야 할 일들이 있다.

1. 집 주위 환경을 잘 살피자.

연기가 나는 공장지대나 교통이 복잡한 곳, 그리고 큰 웅덩이나 고인 물이 있는 지역은 피하자. 그리고 가급적 높은 지대에 있는 집을 선택하자.

2. 집안을 밝게 하고 습기를 없애자.

어둡거나 습기가 있어 곰팡이나 박테리아가 기생한다면 공기는 바로 불결해진다. 곰팡이 균이 인체에 들어가면 몸을 크게 해칠 수도 있다.

3. 아파트에 거주하면 창문을 열어 자주 환기를 시키자.

밀폐된 작은 공간에 여러 사람이 있는 것은 매우 해롭다. 작은 어항에 물고기가 많거나 물을 제때 갈아 주지 않은 어항속의 물고기는 산소를 마시기 위해 물위로 떠 오르는 것을 종종 보게 된다. 마찬가지로 집안에도 음식 냄새는 물론 인체에 해로운 건축 자재 등으로 공기가 오염되어 있을수 있으므로 창문을 자주 열어 환기시키도록 하자.

4. 집 주변에 나무를 심어 공기를 신선하게 하자.

아무쪼록 우리 모두 공기의 중요성을 알고 가급적이면 복식 호흡을 하고 좋은 공기를 마시도록 노력하자.

03 물과 건강

동서양을 막론하고 예로부터 물은 생명의 원천이라고 규정하고 있다. 인간의 몸은 70% 이상이 수분으로 이루어져 있는 만큼, 물은 우리가 생명을 유지하는 데 없어서는 안 될 필수 물질이다. 물은 혈액의 주성분이기도 하며, 산소와 영양분을 세포에 공급하고 대소변이나 땀 그리고 독성을 몸 밖으로 배출하는 것은 물론, 각 관절의 윤활유 역할까지 한다. 마시는 물이 장수의 한 원인이라는 것은 이미 잘 알려진 사실이다. 허준도 그의 저서 『동의보감』에서 사람마다 건강과 수명이 다른 원인은 마시는 물에 있다고 물의 중요성을 강조하고 있다. 세계적인 장수촌으로 알려진 프랑스의 루르드, 멕시코의 테라코테, 독일의 로르테나우 등의 경우 그들의 장수 비결은 바로 그들이 마시는 물에 있다고 연구, 발표되었다.

인체에 좋은 물이란 유해 물질이 없어야 함은 물론 건강에 좋은 미네랄이 풍부하게 들어 있어야 하며, 산성이 아닌 중성 내지는 약알키리성이어야 한다(참조 : 미네랄이란 무기질 영양물질인 광물질을 말하며, 체내에서 만들어 내지 못하므로 반드시 음료나 식품을 통해 섭취해야 한다. 적은 양이지만 성장과 생식 등 생명 유지에 없어서는 안 될 영양소이다).

우리는 때로 등산 도중 근처 산사에서 물을 마실 때 이구동성으로

"참, 물맛 좋다."라며 맛있게 벌컥벌컥 들이마신다. 등산으로 갈증이 났기 때문이기도 하지만, 실제 산에서 마시는 물은 맛이 좋다. 맛있는 물이란 물의 맛을 결정하는 요소인 칼슘, 마그네슘, 칼륨, 규산 같은 광물질이 적당히 섞여 있을 때를 말한다. 수도물이 밋밋한 이유는 물에 있는 나쁜 균을 죽이기 위해 소독약을 넣어, 원래 물에 있던 이런 광물질까지 없앴기 때문이며 산사의 물이 맛있는 것은 물에 그런 광물질들이 그대로 살아 있기 때문이다. 따라서 건강을 위하고 오래 살기 위해선 좋은 물을 마셔야 한다.

그러면 하루에 과연 얼마큼의 물을 마셔야 할까? 대체적으로 8oz 컵으로 하루 4잔에서 8잔을 마셔야 한다고들 한다. 그러나 필자가 생각하기엔 그렇게 마셔도 괜찮지만, 4oz 컵으로 더 자주 마시는 것이 바람직하다고 생각한다. 그리고 아침에 잠자리에서 일어나자마자 물 한 컵을 마시면 좋다. 밤새 호흡이나 소변을 통해 빠져나간 부족한 수분을 채워 주기도 하지만, 밤새 작동하지 않던 인체 기관들을 깨우고 일할 준비를 하라고 신호를 보내는 것이다.

그리고 중요한 것은 물을 마실 때 가급적이면 찬물은 마시지 말라. 우선은 시원하니까 좋을 듯하지만, 자주 마시면 우리 몸이 차가워져서 탈이 날 수도 있기 때문이다. 특히 암 환자는 찬물은 백해무익하다는 것을 명심하자. 또한 여성은 배가 차면 자궁에 이상이 올 수도 있다. 되도록이면 체온과 비슷하거나, 아니면 찬 기가 가신 정도로 미지근하게 해서라도 마시길 바란다. 동양의학에선 건강을 위해 배를 차게 하지 말라고 가르치고 있다.

04 휴식과 건강

휴식이란 활동을 잠시 멈추거나 수면을 취하여 육체적, 정신적 피로를 덜어 줌으로써 다음 단계 작업의 능률을 올리기 위한 행위이다. 한때 서구 사람들은 한국 사람이 일을 많이 하는 반면 휴식을 취할 줄 모르는 사람들이라고 생각했었다. 원래 우리가 부지런한 민족이기도 하지만, 50년 만에 한강의 기적을 이루면서 선진국 대열에 진입하기까지, 일벌레라고 불릴 정도로 휴식이라는 단어를 잊어버린 채 정말 쉬지 않고 일해 왔다. 그런데 예전엔 땀 흘려 일하지 않으면 먹고 살 수 없으니까 열심히 일했지만, 지금은 상대적 빈곤자가 안 되기 위해, 또는 더 많이 갖기 위해 열심히 일하는 경우가 많은 것 같다. 주변에서 "그 사람 정말 열심히 살았는데 먹고 살 만하니까 가게 됐으니 안 됐네."라는 소릴 간혹 듣는다. 휴식도 모르고 일에만 매달려 살다 보니 건강 관리도 못 한 결과일 것이다. 살 만하면 뭐하겠는가? 내가 죽게 생겼는데.

휴식의 중요성은 누구나 다 안다. 그리고 휴식을 위한 여러 가지 방법도 잘 알고 있다. 그러나 진정한 휴식이란 마음과 몸을 충분히 쉬게 해주는 것인데, 그것을 충족시킬 수 있는 최상의 수단은 잠이다. 충분한 수면을 취하고 아침에 일어나면 몸이 가뿐하고 정신까지 상쾌하지만, 잠을 설치면 다음날 일하는 데 정신 집중이 안 되고 몸이 무거움을 경험했을 것이다.

청소년들을 위한 성장 호르몬도 잠잘 때 분비되며, 낮에 스트레스나 자외선에 의해 파괴된 세포의 재생 및 회복도 잠잘 때 이루어진다. 생쥐를 실험을 했는데, 잠을 못 자게 했더니 3주 만에 죽었다고 한다. 인체도 마찬가지다. 2, 3일만 잠을 충분히 못 자면 감기에 걸리기 십상이다. 또 오랫동안 잠을 충분히 못 자면 암, 당뇨, 고혈압 등 생활습관병에 걸릴 확률이 높다고 한다. 잠을 충분히 못 자면 신경이 날카로워지고, 신경이 날카로우면 조그만 일에도 짜증 내기 쉽다. 그리고 짜증을 자주 내다 보면 몸에 자연히 스트레스가 쌓이게 마련이다.

늦어도 밤 11시 이전에는 잠자리에 들어야 하며, 성인의 경우 최소한 7시간 이상은 수면을 취해야 한다.(극히 일부는 오랜 습관으로 4, 5시간만 자고도 건강을 유지한다.) 그리고 저녁에 과식은 절대 하지 말라. 과식의 해로운 점은 여러 가지가 있지만, 그 중에서도 과식하게 되면 소화불량으로 충분한 수면을 취할 수 없게 된다. 그리고 만약 낮잠을 잘 경우 30분은 넘지 않도록 하자. 낮잠을 오래 자면 밤잠을 설칠 가능성이 있기 때문이다. 또한 간혹 낮잠을 오래 자다 보면 머리가 아픈 것을 경험하게 되는데, 이것은 잠잘 때는 심장 박동수가 대개 분당 55회 이하로 떨어지므로 피의 공급량이 떨어져 활동할 시간에 몸이 처졌기 때문이다. 특히 암 환자는 잠이 보약이라는 것을 잊지 말고 숙면을 취하여 건강 회복에 힘써야 한다.

살면서 이런 저런 상처를 받고 또 사회가 복잡해서 머릿속이 어지럽다 보면 잠을 쉽게 못 이루는 경우가 많다. 더 깊어져 불면증에 걸리지 않도록 잠자리에 들기 전에 기도하라. '하나님, 오늘도 하루를 무사

히 지내게 해주셔서 감사합니다. 편안한 잠을 이루게 하여 주십시오.'
라고 기도하는 것이 좋은 방법이다.

05 긍정적인 생각

우리는 앞에서 '암은 마음의 병' 이나 '웃음치료'에서 스트레스나 부정적인 사고가 인체에 얼마나 해가 되며, 긍정적인 생각이 우리 인체에 얼마나 좋은 영향을 끼치는지를 읽어 알고 있다. 실제 근심이나 불안 또는 불쾌하고 기분 나쁘다는 생각으로 스트레스가 쌓이면, 몸 안에서 노화를 촉진하고 암을 유발하는 물질이 만들어진다. 반대로 긍정적이며 고맙고 감사하고 기쁜 마음은 젊음을 유지하고 몸을 건강하게 만드는 물질을 생산한다는 학설은 이미 의학계에서 충분히 밝혀졌다. 항상 불만에 싸인 얼굴을 하고 있는 사람, 또는 욕심 많거나 심술궂은 사람이 무병 장수했다는 말은 그리 많이 못 들어 본 것 같다.

암 환자들은 스트레스가 오랫동안 쌓여 발생한 경우가 대부분이다. 그런데 여기서 우리가 알아야 할 것은 스트레스에 대한 이해이다. 흔히 스트레스라고 하면 다른 사람이 나한테 위협을 가하거나 부담을 많이 줘서 내 마음에 걱정이나 근심이 생기는 것만이라고 생각한다. 그러나 스트레스란 타인에 의한 것만이 아니라, 내가 나 자신을 못 이겨서 불만에 싸이거나 자신을 비하시켜 내가 나를 못 살게 구는 데서 오는 것도 많다. 그렇다면 여기서 문제는 나의 문제이다. 타인으로부터 받는 스트레스는 그를 설득하고 이해시켜서 그에게 양해를 얻을 수도 있지만, 나 스스로 받는 스트레스는 내가 나를 극복하지 않고서는 불가능한 일이다. 그럼 여기서 타인에 의한 스트레스는 물론 나 자신을 극복할 수 있는 간단한 방법을 알아보자.

첫째, 산이건 들이건 남에게 피해 되지 않는 장소에서 속이 후련할 때까지 힘껏 소리를 질러보자. 불만이 쌓인다는 것은 몸에 화를 가두어 놓고 있다는 것이므로 소리를 질러 화를 밖으로 내보내야 한다. 화가 쌓이면 울화병이 생긴다.

둘째, 속이 후련해지면 너나 나나 모두가 똑같은 인간이라고 생각하자. 힘있고 재산이 많다고 해도 죽을 때 싸갈 것도 아니고, 명예가 있다 한들 백년도 못 간다. 인생은 어차피 공수래 공수거이다. 너나 나나 고생하면서 한평생 사는 것은 마찬 가지라고 생각하자. 하나님은 공평하셔서 어느 누구에게나 3가지 것을 다 주시지 않았는데, 자신의 건강이 그 중 첫째요, 재산과 명예가 그 둘이요, 부모님을 비롯한 가정의 행복이 그 셋이다. 알려진 얘기이지만, 연령대 별로 인간의 보편성에 대한 얘기를 해보자.

40대 : 돈 버는 데는 학창시절 성적과 관계없다.
50대 : 젊은 시절에 예쁘고 잘생겼던 외모의 구별이 잘 안 된다. 나이가 들수록 그동안 얼마나 밝게 살아왔고 수양을 쌓았느냐가 인품을 결정한다.

60대 : 정력이 대부분 거기서 거기다.

70대 : 대체적으로 건강이 시들시들하다.

80대 : 돈이 많으나 적으나 치아와 소화력 때문에 먹는 것에 큰 차이가 없다.

웃자고 하는 얘기일 수도 있으나, 생각해 보면 세월이 가면 너나 나나 별다를 게 없다는 말이다.

셋째, 용서하고 감사하는 마음으로 살자. 나한테 피해를 준 사람인들 마음이 편할까. 남을 시기하고 질투한들 내 건강만 해칠 뿐이니, 비교하는 마음과 지기 싫어하는 성격을 없애야 한다. 유행가 가사가 아니더라도, 이 세상 나올 때 벌거벗고 나왔는데 지금 옷 한 벌이라도 걸치고 있다는 겸손하고 나를 낮추는 자세를 가져야 한다. 나보다 더 어려운 사람들이 있다는 생각을 하면 할수록 이 세상에 감사할 일은 너무나 많다. 실천해 보아서 이미 알겠지만, 진정한 행복은 내 것을 나눠주며 남을 사랑할 때 온다. 내가 먼저 손 내밀고 감싸안도록 노력하자.

인간은 누구나 큰 질병에 걸리면 그때 비로소 자신의 길을 되돌아보면서 반성하고 후회하며 하나님께 무릎 꿇고 참회한다. 물론 그때라도 늦지 않았으니 회개하고 좋은 마음씨를 갖는 것은 잘된 일이다. 그러나 그런 일을 당하기 전에 아름답고 선한 마음씨를 가져 내 몸에서 건강하고 젊어지는 호르몬들이 많이 나와 면역력이 튼튼한 몸을 만들어 건강한 삶을 누릴 수 있도록 노력하자.

06 운동과 건강

운동의 중요성은 앞에서도 말했지만, 운동은 건강을 증진시키고 질병을 예방한다. 운동을 통하여 활력 있게 생활하는 사람은 노화가 느리게 나타난다. 요즈음 사람들은 자신의 건강을 위해 운동을 많이 한다. 이것은 한국인의 평균 수명이 늘어난 이유 중 하나일 것이며, 국민 건강을 위해서도 반가운 현상이다. 의욕을 앞세우지 말고 즐거운 마음을 가지고 꾸준히 운동을 하면 좋은 건강을 유지할 수 있을 것이다. 운동은 크게 세 가지로 나눈다. 유연성 운동, 근력강화 운동, 유산소 운동이 그것이다.

유연성 운동은 보통 균형을 통해 몸의 유연성을 기르고, 관절을 부드럽게 해준다. 몸이 유연하면 부상을 방지할 수 있다. 따라서 바빠서 도저히 따로 운동할 시간이 없을 땐 좁은 공간에서 국민체조라도 자주 해주면 건강에 많은 도움을 줄 수 있다.
근력강화 운동은 쉽게 말하면 헬스장에 가서 역기나 바벨 같은 무거운 것을 들어 올려 힘을 키우는 운동이다. 이 운동을 통해 근육이 발달되고 뼈가 튼튼해지는 효과를 가져올 수 있다. 그러나 제 몸에 알맞은 중량의 기구와 정확한 자세를 취해 운동하는 것이 중요하다. 무리하면 건강을 오히려 해칠 수 있으므로 절대로 무리해선 안 된다. 제대로 된 근력강화 운동은 근육과 마음을 이완시켜 피로 회복에도 많은 도움을 준다.

유산소 운동은 걷기, 수영, 조깅, 등산, 자전거 타기 같은 운동을 말하는데, 심폐 지구력을 향상시켜 심장, 폐, 혈관, 근육 등을 골고루 발달시켜 준다. 유산소 운동은 위 세 가지 중 건강에 가장 도움이 많이 되는 운동으로, 꾸준히 하면 지방을 연소시켜 체중 조절에 도움이 됨은 물론 수면, 혈압 조절과 뼈가 튼튼해지는 결과를 가져온다. 그러므로 누구에게라도 권장할 수 있는 운동이다.

특히 암이나 다른 질병에 걸려 있는 사람은 물론 중년 이후의 일반인에게도 필자가 적극 추천하고 싶은 운동이 있다면 걷기 운동이다. 아시다시피 걷기는 어떠한 장비도 필요 없이 손 쉽고 간단하게 할 수 있는 운동이다. 사실 걷기보다 더 좋은 약은 없다. 걷기는 우리 몸 구석구석을 튼튼하게 만들어 준다고 해도 과언이 아니다. 일주일에 4일 동안은 3km에서 6km까지 가슴을 펴고, 머리는 꼿꼿이 세우고, 팔을 힘차게 흔들면서 씩씩하게 걷자. 그리 피곤하지 않다면 오전, 오후 하루 2차례도 무방하다. 또한 필자가 실험해 본 바에 의하면, 1보, 2보는 정상, 3보는 10cm 가량 보폭을 늘려 걷는 습관을 들이면 훨씬 효과적이다. 처음엔 어색하겠지만, 습관을 들이면 리듬을 타면서 재미있게 걸을 수 있으며, 보폭이 넓어 빨리 걸을 수 있고, 골반 움직임이 크며, 무엇보다 장(臟) 활동이 활발한 것을 느낄 수 있다. 단, 처음 시작할 땐 빨리 걸으면 무릎 관절에 이상이 올 수 있으므로 익숙해질 때까지 천천히 걷도록 하자. 특히 암 환자는 정신 집중이나 재미를 위해 꼭 실천해 보기 바란다. 그리고 앞서 말했듯이 걸으면서 복식 호흡을 하면 지치지도 않고 건강 회복이 빨라진다.

07 음식과 건강(어떻게 먹어야 할까?)

요즈음 TV나 잡지를 보면 음식에 대한 얘기가 많이 나온다. 어느 지방에 어떤 음식이 맛있는데 누구네 음식점이 잘하더라 하면서, 먹음직스러운 음식 사진과 함께 많은 손님들이 맛있게 먹는 모습을 보여 준다. 그런 장면을 보면 필자도 때론 침을 꿀떡 삼키면서 먹고 싶은 욕구가 일어나곤 한다.

인간은 먹어야만 생명을 유지할 수 있는 동물 중의 하나다. 그런데 다른 동물들은 자기가 필요한 만큼만 먹는 데 비해, 인간은 식탐이 있어서 맛있는 것을 보면 자꾸 먹으려 욕심을 낸다. 모든 욕심이 화를 부르지만, 식탐 역시 자신의 몸을 망치게 한다. 자연 속의 동물들은 병원과 약국이 없어도 사고만 당하지 않으면 대부분 천수를 누리고 산다. 동물들의 치료 방법은 딱 두 가지이다.

첫째는 몸에 이상이 생기면 나을 때까지 무조건 굶는 것이다(소화에 힘을 뺏기지 않고 병과 싸우는 데 전력한다).

둘째는 영리한 동물의 경우 약초를 찾아 먹기도 한다(면역력 증가).

사실 40-50년 전만 하더라도 농촌엔 먹거리가 그리 흔하지 않았다. 그런데 근래 들어 생활이 나아지다 보니 도처에 먹을거리가 풍부해져서 입맛대로 골라 먹을 수 있게 되었다. 그러나 우리 몸은 많이 먹으면 살이 찌게 되어 있고, 살이 찌면 비만이 되어 혈액 순환에 지장을 가져와 결국 암, 당뇨, 고혈압, 심장병 같은 심각한 질병을 초래한다. 오늘날 이런 환자들이 많이 생겨남에 따라 환자 자신이 관심을 가지고 있음은 물론, 각종 매스컴에서도 국민의 건강을 위해 먹거리에 대한 얘기를 많이 한다. 그래서 많은 사람들, 특히 중년 이상은 어떤 음식이 몸에 좋고 어떤 것들이 해로운지 대충 알고 있어서 식품을 고르는 데도 여러 가지를 참조하여 선택한다.

앞서 얘기했듯이 우리 인체는 자연의 일부이므로 무공해 순수자연 식품으로 살아 있는 효소를 섭취해야 피와 살이 깨끗해져서 건강하게 된다. "음식으로 고치지 못할 병은 없다."라고 얘기한 히포크라테스의 말을 빌리지 않더라도, 건강을 위해 무엇을 먹어야 하느냐 하는 것은 중요한 일이다.

이미 알려진 대로 인체에 좋은 음식들은 현미, 통보리, 콩, 팥 등 정제하지 않은 곡류, 오염되지 않은 채소와 과일, 김치, 된장, 간장, 청국장, 천연식초 등 우리 민족의 정통 발효식품을 비롯하여, 등 푸른 생선과 김이나 미역, 다시마 같은 해조류, 땅콩을 제외한 호두, 아몬드 같은 견과류, 그리고 호박과 해바라기 씨앗을 들 수 있다. 해로운 음식으로는 패스트 푸드, 기름에 튀긴 음식, 설탕, 커피, 통조림 식품, 오징어, 뱀장어 같은 비늘 없는 생선, 조개, 새우, 각종 드링크류, 마가린, 초콜릿 등이다. 일반적으로 몸에 나쁘다는 음식은 건강을 위해 가려 먹는 것이 좋다.

그러나 어떤 음식은 좋고 어떤 음식은 몸에 해로우니 먹지 말아야 한다는 것을 아는 것도 중요하지만, 앞서 얘기한 대로 그것을 어떻게 먹어야 하느냐가 더 중요하다. 그러므로 건강을 위해 좋은 음식들을 더 효과적으로 먹는 방법을 제시해 본다.

1. 거듭 얘기하지만 과식은 절대 금물이다. 항상 더 먹고 싶을 때 숟가락을 놓자.
2. 음식을 먹을 땐 음식을 만든 사람들을 생각하면서 고맙고, 감사하고, 즐겁고, 기쁜 마음으로 먹도록 하자. 화를 내면서 먹으면 본인이 느끼든 못 느끼든 반드시 탈이 나게 되어 있다.
3. 식 전후 30분 안에는 물을 마시지 말자. 위가 처짐은 물론 소화액이 나오는 것을 방해하여 소화에 지장을 초래할 수 있다. 따라서 국에 말아 식사하는 것 또한 씹지 않고 대충 넘길 수 있기 때문에 가급적 피하도록 하자. 당연히 먹을 때는 충분히 씹어 잘게 부수어 물같이 만든 후 넘겨야 한다(매우 중요함).
4. 과일과 야채를 동시에 먹지 말고, 시차를 두고 따로따로 먹도록 하자. 시차 없이 동시에 먹을 경우, 될 수 있으면 과일은 식후보다 식전에 먹는 것이 좋다. 무슨 얘긴가 하면, 과일은 소화가 빠르지만 채소와 탄수화물(곡식류)은 소화가 느리다. 따라서 식후에 과일을 먹으면 소화된 과일이 채소나 탄수화물이 소화될 때까지 위장에 필요 이상 오래 있다 보니, 발효되어 가스가 차게 된다. 암 환자는 특히 알아 두어야 할 일이다.
5. 여러 종류의 반찬을 상 위에 올리지 말자. 반찬은 3, 4가지면 충분하다. 그리고 편식을 금하기 위해 같은 반찬을 3일 이내에 다시 먹지 않도록 하자. 다시 말하면 가짓수는 적되 가급적 매일 갈아 먹으라는 말이다.

한편 음식이 몸에 맞지 않아 생기는 알러지는 대체적으로 식후 2시간 안에 나타난다. 따라서 식후 2시간 안에 가려움, 기침, 콧물과 같은 알러지 증상이 나타나면 그런 증상이 없어질 때까지 음식을 하나하나 제거하여 원인을 알아내고, 당분간 그 음식을 피하도록 한다. 질병에 걸려 있거나 회복 중인 사람은 물론 건강한 사람도 위의 사항들을 참조하여 건강을 지키기 위해 힘쓰도록 하자.

08 중독과 건강

의학사전에 의하면, "중독이라고 하면 크게 독으로 지칭되는 유해 물질에 의한 신체 증상인 중독(intoxication, 약물 중독)과 알코올, 마약과 같은 약물 남용에 의한 정신적인 중독이 주로 문제되는 중독(addiction, 의존증)을 동시에 일컫는다."라고 되어 있다.

신체 증상으로서 중독이란, 인체에 해로운 영향을 주는 화학 물질이나 식품이 인체에 영향을 끼칠 때 발생되는 문제이다. 우리가 자주 듣는 농약 중독이나 중금속 중독은 인체가 유해 물질에 지속적으로 오랫동안 노출되어 발생하는 상태로서, 이를 만성 중독이라고 한다. 반면에 복어나 버섯 또는 일산화탄소 등의 독성에 의해 급성 반응으로 나타나는 상태를 급성 중독이라고 한다. 만성 중독은 영향을 끼치는 물질로부터 벗어나는 길이 우선이며, 급성 중독 시에는 즉시 119에 연락하여 그들의 지시에 따르도록 해야 한다.

그런데 여기서 더 중요하게 얘기하고자 하는 것은 정신적 의존증으로서의 중독이다.

일종의 습관성 중독으로, 불안한 마음을 달래기 위해 심리적으로 그런 물질들을 계속 찾는 행동을 말한다. 심리적 의존 욕구가 강해 복용이나 행위를 중단하지 못하며, 신체적, 정신적 건강을 해치게 되는 상태이다. 여기서 심리적 의존이란 습관성과 동일한 개념으로, 약물을 계속 사용함으로써 긴장과 불안을 해소하려는 것을 말한다. 알코올이나 흡연을 예로 생각해 보면 이해가 쉬울 것이다.

그리고 의학적 목적과는 상관없이 습관적인 물질들을 지속적으로 사용하는 것을 남용이라고 하는데, 남용은 내성이 생겨 더욱 심각해진다. 알다시피 내성이란 계속 사용하면 효과가 점점 떨어져서, 같은 효과를 얻기 위해선 점차 용량을 늘려야 하는 상태를 말한다.

남용 물질로는 알코올, 니코틴(담배), 카페인(커피, 차 등), 마약류(마리화나, 코카인, 암페타민, 아편류 등), 환각제, 흡입제(시너 등) 및 일부 의약품(항불안제, 수면제) 등이 있다. 그리고 알코올이나 마약, 수면제의 과다 복용은 급성 중독을 일으켜 생명을 위협할 수도 있으므로 특히 주의하지 않으면 안 된다.

한편 특정 남용 물질 외에도 특정 행동이나 조건에 중독된 상태까지 범위를 확장하면 도박, 게임 중독, 인터넷 중독, 쇼핑 중독 등도 포함시킬 수 있다. 인간의 정신과 육체 모두를 파괴시키는 중독 물질에서 하루라도 빨리 벗어나지 않으면 안 된다. 각종 매스컴 보도에 따르면 청소년들의 게임 중독이 사회적으로 심각한 수준이라고 한다. 그런데 더 큰 문제는 게임 내용이 거의 폭력적이라는 사실이다. 때리고, 찌르고, 죽이는 게임으로, 게임에서 이기려면 더 때리고, 더 많이 죽여야만 이길 수 있으므로, 그것만 생각하다 보니 자연히 잔인해지고 인성이 메말라 간다. 당연한 일 아닐까. 그런 그들이 사회에 나왔을 때 이 사회가 더 각박해지지 않을까 생각하면 가슴 아플 뿐이다. 아직은 청소년이기 때문에 성인이 되면 그만두면 될 것 아니냐는 생각을 할 수도 있지만, 중독이란 어느 것이든 한번 빠져들면 헤어나오기 어렵다는 것을 명심하자.

약 7, 8년 전 어느 지방에서 벌어진 일로 기억된다. 부모는 맞벌이 부부로 항상 늦게 들어오고 낮에는 남매만 있는데, 게임에 중독된 당시 9세 된 오빠가 어느 날 어린 여동생을 칼로 찔렀다. 이유는 게임기에서 사람을 죽이면 피가 나오는데, 피가 정말 그렇게 나오는지 알고 싶었다는 것이다. 얼마나 어처구니없고 끔찍한 사건인가.
특히 암 환자는 정신적, 육체적 부작용을 낳는 중독 물질로부터 멀리 벗어나야 한다.

09 일일 2식의 중요성

약 150년 전 미국의 엘렌 화이트라는 분이 하나님의 영감을 받아 쓰셨다는 『치료봉사』라는 책과 『음식물에 대한 권면』이라는 책이 있다. 당시에는 의사와 학자들로부터 외면받았으나, 근래 들어 많은 웰빙 학자는 물론 의사들도 이 책의 내용들을 인용하고 있는데, 부분적으로 인용하기만 해도 큰 반향을 일으키고 있다. 웰빙에 관심 있거나 또는 그 업에 종사하는 분, 그리고 암 환자들은 이 책에서 많은 도움을 얻을 수 있으리라 생각된다.

저자는 그의 책에서 하루 2식은 상상할 수 없는 유익을 얻을 수 있다고 말한다. 그런데 아직도 많은 의사들이 2식에 의한 효능을 이해 못 하고, 오히려 소식으로 자주 먹으라는 처방까지 내리고 있다. 적은 양의 음식을 5회에서 6회 먹으라는 것이다. 즉 5식 혹은 6식법이다. 더군다나 이것을 당뇨병 전구증(당뇨병이 생기려고 할 때 오는 증상들)에 이런 처방을 내리는데, 이것은 당뇨병을 오히려 더 악화시키는 처방이다. 왜 5식 6식이 유행하느냐 하면, 그 식사법을 하면 초기에는 많은 호전 반응을 보이기 시작한다. 즉 기운이 살아나고, 체중이 줄며, 활력이 생겨 피부와 눈동자에 생기가 있어 보인다. 그렇기 때문에 많은 사람들이 그 식사법을 하며 자랑스럽게 다른 사람들에게까지 권장한다.

제 4 부 치료 중과 치료 후의 건강 관리

그러나 이 식사법은 기운을 내기 위해 스테로이드를 맞는 것과 같은 이치이다. 즉 몸은 빨리 망가져도 지금 활력이 있으면 좋다는 이치인 것이다(참조 : 스테로이드는 인류가 발명한 최고의 소염제로 불릴 정도로 통증, 부기, 신열, 가려움증, 두드러기 등에 매우 효과적인 치료약이지만 효과가 큰 만큼 부작용도 크다. 스테로이드는 원래 우리 몸에서 생산되는 호르몬인데, 외부에서 2주 이상 장기간 복용하여 공급받으면 몸에서 자신이 만드는 호르몬은 급격히 줄어든다. 따라서 복용을 중지하면 몸에 공급이 안 돼 심한 경우 혼수 상태에 빠지거나 생명을 잃을 수도 있다. 또한 장기간 복용 시 심근경색에 의한 심파열, 천식, 발작, 탈모, 발진, 혈당 증가, 위궤양, 얼굴이 붓는 등 여러 가지 부작용을 초래할 수 있다).

단적으로 이러한 식사법은 소화 기관이 쉬지도 못하고 소화액 분비를 계속 생산해야 하기 때문에 장기가 빨리 망가지는 결과를 가져온다. 혈당 또한 음식을 먹음으로써 조절하기 때문에 몸 스스로 필요에 따라 조절하는 작용을 못하게 된다. 앞서 말한 바와 같이 췌장에서 분비되는 인슐린과 글루카곤이라는 호르몬들은 암과 매우 밀접한 연관을 가지고 있다. 인슐린은 피 속에 있는 포도당(글루코스)의 양을 일정하게 유지시켜 주는 역할을 한다. 즉 혈액 속에 포도당이 많으면 그것을 조직으로 가져가서 지방(기름)으로 만들어 저장토록 한다. 그리고 글루카곤은 인슐린과 정반대 역할을 하는데, 그것은 조직과 세포 사이에 있는 기름을 뜯어다가 간에 주면 간이 글루코스, 즉 포도당을 만들어 혈액 속에 보내어 혈당치를 높여 혈당을 일정하게 유지하도록 한다.

조물주께서는 인간의 몸을 창조하실 때 혈당이 낮으면 글루카곤이 일하도록 하고, 혈당이 높으면 인슐린이 일을 하도록 완전 자동으로 만드셨다. 두 호르몬이 같은 시간에 사용되는 경우는 없다. 그렇기 때문에 두 가지 호르몬이 적당한 균형을 유지해서 사용되어야 한다. 그런데 식사를 자주해서 혈관 속에 포도당이 계속 들어오게 되면 인슐린이 끊임없이 나와야 하고, 너무 나오다 보면 조직에 기름이 쌓이고 근육이 굳어져 당뇨병의 원인이 될 수도 있다. 그리고 암이 발생하는 원인이 되며, 암 환자는 암 종양이 빨라 자라게 될 수도 있다. 한편 반대 역할을 하는 글루카곤을 너무 많이 쓰면 조직에 쌓여 있는 물질을 다 써버림은 물론 기본 물질까지 빼내어 가기 때문에 몸이 쇠약해진다.

이런 원리를 이용해 병을 치료하는 방법 중에 금식이 있다. 금식을 하여 글루카곤이 일하는 시간을 길게 함으로써 몸속에 있는 노폐물과 기름을 제거하여 몸속을 깨끗이 하여 병을 낫게 하자는 것이다. 그러나 몸이 쇠약한 환자나 암 환자는 절대로 쓰면 안 된다. 특히 암 환자는 이 방법을 사용하면 득보다 실이 많다. 암 덩어리를 줄이기 위한 방법으로 당장은 좋을 것 같지만, 장기적으로는 좋지 않은 방법이다. 왜 그런가 알아보자.

암은 포도당(글루코스)으로 자란다. 즉 암은 피 속의 혈당을 흡수해 섭취함으로써 자라난다. 그렇기 때문에 암이 커지면 커질수록 다른 부분으로 가는 혈당이 모자라서 환자는 기운이 없고 쇠약해진다. 그래서 결국 영양 실조로 죽게 되는 병이 암이다. 따라서 금식을 하게 되면 혈당이 내려가고, 글루카곤이 조직과 세포로부터 기름과 노폐물을 뜯어다가 간으로 보내어 글루코스(포도당)를 만들어 쓰게 된다. 그러므로 암은 굶으면서 자꾸 조직을 빼앗기니까 암의 크기도 줄어들뿐더러 합병증도 줄어드는 것이다.

이 논리로 보면 금식은 암 치료에 합리적이라고 생각할 수 있다. 그러나 이 방법으로 암을 한꺼번에 완전히 제거하지 못했다면(거의 불가능한 일이지만) 매우 위험하다. 왜냐하면 암 종양도 굶는 시기가 있는 것을 경험한 후에는, 글루코스가 있을 때에는 무서운 속도로 글루코스(포도당)를 받아들이기 때문이다. 그리고 굶을 때도 글루코스를 빼앗기지 않으려고 최고의 방비를 하게 되므로, 금식 후에 음식을 먹으면 몸의 부족분을 채우기 위해 포도당 흡수율을 높인다. 그래서 암이 빨라 자라 쇠약해져서 회복할 기회를 놓칠 가능성이 높다.

또 다른 금식의 위험이 있다. 가뜩이나 소화기 계통이 약해서 암에 걸리는데, 금식할 동안 소화 기능이 휴식해서 좋긴 하지만 소화액 분비에 리듬을 잃을 수 있기 때문에, 금식 후 소화 불량에 걸리면 암 치료에 지대한 영향을 끼칠 수 있다. 체중 감량을 위해 금식했던 분들이라면 무릎을 치면서 먼저 말한 두 가지 사항을 잘 이해할 것이다. 대개 금식으로 체중을 줄이려면 처음에는 많이 줄어든다. 하지만 다시 먹기 시작하면 먼저보다 1-2kg이 쉽게 더 쪄서 금식 전보다 더 나빠질 수 있다. 위에서 설명한 대로 몸이 다음에 굶을 것을 대비해 흡수, 저장을 활발히 하기 때문에 원래보다 체중이 느는 것이다. 그 다음부터는 금식을 해도 처음 금식할 때보다 잘 줄어들지 않고, 계속 1-2kg 더 불어나는 것을 경험할 것이다. 또 소화 불량에 걸리는 경우도 다반사다.

그렇다면 췌장에서 나오는 호르몬들을 어떻게 이용하면 유익할까? 연구 결과 엘렌 화이트가 말한 대로 하루에 두 번만 먹고 간식을 전혀 하지 않으면서 식간에는 물만 마시면 부작용 없이 좋은 결과를 가져올 수 있는, 이론과 실제가 일치되는 방법이다. 많은 환자분들이 처음에 힘들어 하지만, 습관이 되고 자기 몸이 혈당 조절하는 능력을 완전히 회복하면 이것처럼 좋은 방법은 없다. 따라서 암 환자에게 특별히 권하고 싶은 식사법이 일일 2식법이다.

만약 스스로 하기 어렵다고 생각되면 전문가의 조언을 받아 실행하기 바란다. 다만 건강하고 육체 노동을 많이 하는 분들과 성장기에 있는 사람들에게는 이 방법을 추천하지 않는다. 그리고 재삼, 재사 강조하지만, 두 끼 먹기 때문에 배고프다고 끼니 때 과식하는 것은 오히려 안 하느니만 못하다. 또 중요한 것은, 암은 소화 흡수가 잘 될 때는 물러간다. 그러므로 소화를 돕기 위해 음식을 씹어서 물같이 된 다음에 삼키는 것이 중요하다. 소화를 최대한도로 돕는 것이 암을 치료하는 데 아주 중요한 부분을 차지한다는 것은 경험해 보면 금방 알 수 있다.

10 건강을 위협하는 물질들

우리가 우리의 건강을 지키기 위해선 자연현상 중에서 피하거나 막아야 할 것도 있지만, 우리 삶의 편리를 위해 발명된 문명의 이기(利器)들 중에서도 인체에 해가 되므로 피해야 할 물질들이 많다. 우리 생활과 가장 밀착되어 있는 것들로 자연현상과 문명의 이기 중에서 피하거나 막아야 될 것은 어떤 것들이 있나 알아보자.

■ **전자파, 자기장, 수맥**

각종 매스컴 보도에 의하면, 현재 살고 있는 집 주위에 전자파, 자기장 같은 전류나 수맥이 흐른다면, 그것을 막든지 이사를 가든지 해야 한다고 한다. 왜냐하면 이것들은 인체의 전류 흐름을 방해하여 에너지 분배와 사용에 많은 문제를 일으키기 때문에 암 등의 불치병을 유발하는 큰 원인이 된다는 것이다. 따라서 그것들이 내 집 안이나 주위에 흐른다면 몸에 이상이 생길 수 있으므로, 그들이 흐르는지의 여부를 꼭 확인하기 바란다. 방법은 간단하다.

준비물
4호 구리선 길이 60cm짜리 2개와, 지름 1cm, 길이 18cm 되는 굵은 빨대(스트로우) 2개면 준비물은 끝이다. 구리선을 16cm에서 직각으로 구부린다. 긴 쪽은 44cm이고, 짧은 쪽은 16cm가 된다. 짧은 쪽에 빨대를 끼운다.

검사 방법

1. 양손에 짧은 쪽 구리선에 끼운 빨대를 잡고, 팔이 몸과 90도 되도록 수평으로 죽 펴서 긴 쪽 구리선이 앞을 향해 나란히 평행이 되게 한다.
2. 그렇게 들고 집안 구석구석 돌아다녀 보자. 구리가 평행선을 이루거나 밖으로 벌어지면 좋지만, 구리선이 겹쳐 X자를 이루면 그곳에 전자파나 자기장 또는 수맥이 흐른다는 증거이므로 이들의 흐름을 막아 줘야 한다.

막는 방법

지름 2.5-3cm 동파이프를 50cm 길이로 잘라 3개 정도를 30cm 간격으로 벽에 세워 놓거나 땅 속에 묻어 놓는다. 이렇게 한 후 구리선으로 다시 조사해 구리선이 평행을 이루면 막아진 것이고, 만약 X자가 된다면 평행이 될 때까지 동파이프를 더 세우거나 땅 속에 묻도록 한다. 또한 고압선이나 핸드폰 안테나 기지국에서 500m 이상 떨어져 사는 것이 좋다.

■ **수도 동파이프와 치과 아말감**

암에 관한 여러 종류의 책을 읽으면서 공감을 느끼는 것 중에 하나가 훌다 크라크 박사(Hulda Clark, 1926-2009)가 쓴 책의 일부 내용이다. 그의 저서 『암을 완치시키는 처방』에 보면, 구리 중독을 피하기 위해 현재 수도 파이프가 구리로 되어 있는 집은 플라스틱으로 바꾸라고 권고한다. 이것도 매우 설득력 있는 말로서 필자도 현재 이것을 권유하는 바이다.

그리고 더 중요한 것은 수은, 코발트 등과 같은 중금속 위험은 아말감(Amalgam : 은을 녹여서 무르게 하여 충치를 때우지만, 시간이 지나면 까만색으로 변하는 물질)으로부터 온다는 것이다. 다발성 신경염, 관절염, 암 등의 고약한 질병을 가지고 있는 분들은 거의 대부분 아말감으로 충치를 많이 때운 사람들이라는 것이다. 그래서 필자도 현재 환자에게 이것을 제거하도록 권유하고 있다. 한 가지 주의할 사항은, 미국에서는 이것을 제대로 제거할 줄 아는 치과 의사들이 따로 있다. 특수 기계도 필요하며, 아주 미세한 가루까지 흡입 제거할 수 있도록 해야 한다. 또 잇몸에 검은 점이 생겼을 때에는 이것도 제거해야 한다. 그러나 우리 한의들은 사혈법으로 검은 조직을 떼어내지 않고도 독소를 제거할 수 있다. 아말감을 제거한 후에는 사기나 캄포짓(특수 무독성 플라스틱 제품)으로 다시 때워야 하는데, 이것 역시 완전 무독이라고는 할 수 없다. 하지만 전문의들은 거의 무독에 가까운 것으로 하니 전문의를 찾는 것이 중요하다.

수은의 피해는 말할 수 없이 커서, 큰 화학 실험실이라도 소량만 바닥에 떨어뜨리면 실험실을 폐쇄해야 할 정도로 지속적인 독소가 있다. 아말감은 아무리 소량을 쓴다 해도 은색이 검은색으로 변할 정도로 독성이 강하다. 입속에 넣고 지속적으로 독을 몸속으로 흘려 보낸다는 것은 현명하다고 할 수 없겠다.

11 암 환자에게 효과적인 운동

제목을 '암 환자에게 효과적인 운동'이라 하여 독자들이 의아하게 생각할 수 있겠지만, 본 운동은 한 마디로 필자가 오래 살기 위해 스스로 개발한 운동이다.

일반적으로 팔을 사용하여 육체 노동을 오래 한 사람은 장수하지 못한다. 따라서 수기나 지압 또는 마사지업에 종사하는 사람들의 수명도 그리 길지 못하다. 필자 또한 수기를 자주 하다 보니 힘든 것이 사실이다. 더군다나 미국인들은 동양인보다 체격이 크다. 보통 80kgs 이상이며 120kgs 넘는 환자도 있다. 당연히 동양인을 대하는 것보다 벅차다. 그러니 필자도 일찍 죽고 싶지 않은데, 어떻게 하면 오래 살 수 있을까를 생각하며 그동안 중국 무술이라든지 기공, 테니스, 달리기 등을 계속해 왔다. 하지만 그리 효과가 크지 못한 것 같다.

옛날 어른들 말씀에 나이 들어서 걸음걸이가 시원치 않으면 오래 못 산다고 했다. 그런데 걸음걸이가 시원치 못한 것은 근육이 부실하고 관절이 유연하지 못하기 때문이다. 따라서 근육의 힘을 키우고 관절을 유연하게 하고 심장을 튼튼하게 함은 물론 동양의학에서 중요시하는 복부를 강화하자는 뜻에서 다음의 운동을 개발하게 되었다. 특히 암 환자에게 많은 도움을 줄 것이 확실하니, 치료 중 치료 효과를 높이고 치료 후에도 면역력 강화를 위해 처음엔 힘들지라도 꾸준히 하길 바란다. 그러나 쇠약한 환자는 처음엔 동작을 크게 하지 말고, 익숙해질 때까지 천천히 부드럽게 해야 할 것이다. 더불어 건강한 사람들에게도 건강 증진과 유지를 위해 권장코자 한다. 한편 우리 몸은 부드럽고 천천히 움직이는 것을 좋아하므로 운동선수가 아닌 이상 몸을 심하게 늘리거나 당기는 동작은 안 하는 것이 좋다. 특히 회복기에 있는 암 환자는 격하게 빨리 움직이는 것 보다 그렇게 할 수 있을지라도 되도록이면 편안한 자세에서 부드러운 동작으로 무리하지 않고 오래하는 것이 훨씬 효과적이다.

■ 손가락 관절 운동

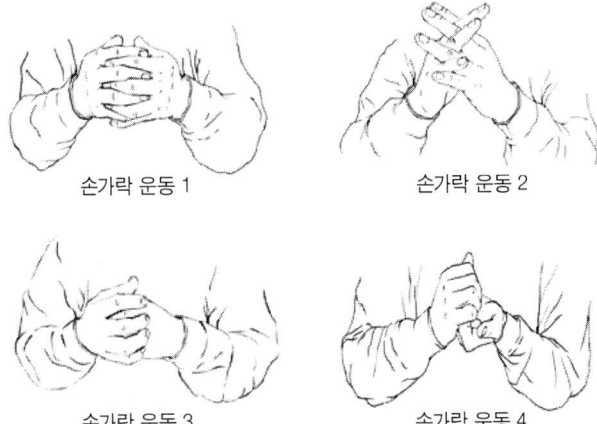

손가락 운동 1   손가락 운동 2

손가락 운동 3   손가락 운동 4

손가락 1 : 그림에서와 같이 양 손가락을 손가락 사이 사이에 끼고 30초 동안 골고루 힘껏 눌러 주며, 끝나면 손가락 위치를 바꿔(오른 손가락이 위에 있었으면 밑으로) 역시 30초 동안 골고루 힘껏 눌러 준다.

손가락 2 : 손가락 사이에 깍지를 끼고 30초 동안 손가락 끝까지 왔다 갔다 하며 골고루 힘껏 눌러 주고, 끝나면 손가락 위치를 바꿔 역시 30초 동안 골고루 힘껏 눌러준다.

손가락 3 : 한 손은 주먹을 쥐고 다른 한 손은 주먹을 감싸 주먹 쥔 손의 관절 주위와 손가락 바깥쪽을 30초 동안 골고루 힘껏 주물러 준다. 끝나면 손을 바꿔서 한다.

손가락 4 : 양 손을 맞잡고 손가락 안쪽을 골고루 30초간 서로 힘껏 주물러 주며, 끝나면 손을 바꿔서 한다.

■ 손목 운동

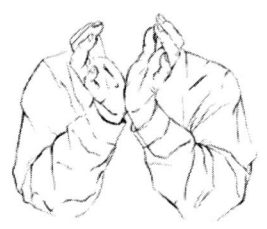

손목 운동 1

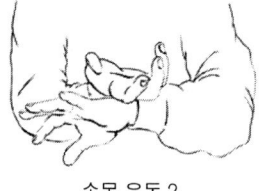

손목 운동 2

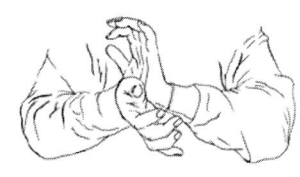

손목 운동 3

손목 1 : 그림과 같이 손목은 붙이고 양 손은 공을 잡는 모양으로 벌리고, 한 쪽 손목으로 손을 젖히면서 다른 쪽 손목을 힘껏 미는 동작을 서로 바꿔 가며 2분간 한다.

손목 2 : 그림과 같이 손등의 손목을 서로 맞대고 원형을 그리며 1분간 서로 비벼 준다.

손목 3 : 그림과 같이 손목 안쪽을 맞대고 서로 원을 그리며 1분간 비벼 준다.

■ 목 운동

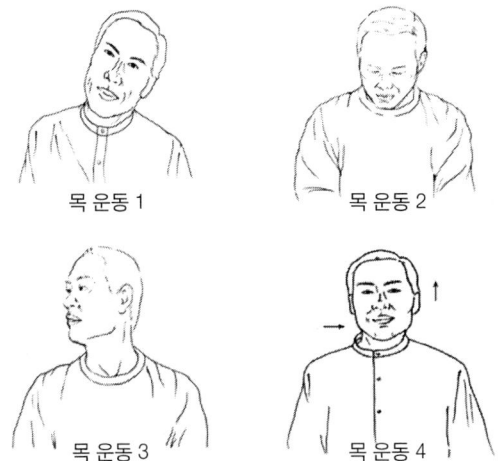

목 운동 1　　　목 운동 2
목 운동 3　　　목 운동 4

목 1 : 그림과 같이 바로 서서 목을 30초 동안 부드럽게 천천히 좌우 옆으로 최대한 눕힌다. 이때 목의 근육을 이용하여 머리는 누르고 어깨는 위로 올리도록 한다.

목 2 : 그림과 같이 바로 서서 목을 30초 동안 부드럽게 천천히 앞뒤로 굽힌다. 역시 이때도 목의 근육을 이용하여 머리는 내리 누르고 어깨는 위로 올리도록 한다.

목 3 : 목을 30초 동안 알맞는 구령을 붙이며 양 옆을 자연스럽게 바라본다.

목 4 : 바로 서서 정면을 보고, 몸을 움직이지 말고 머리만 옆으로 이동시킨 후 목을 위로 뽑았다 밑으로 밀었다를 반복한다. 양 옆으로 번갈아 1분간 한다. 목은 가급적이면 360도 회전시키지 않는 것이 좋다.

■ 발목 운동

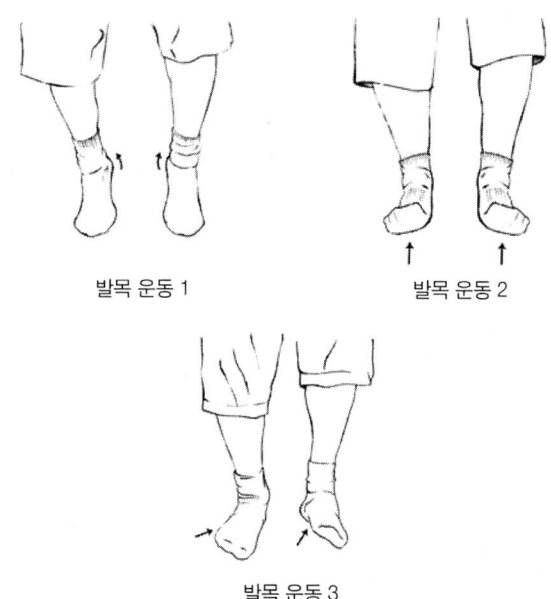

발목 운동 1

발목 운동 2

발목 운동 3

발목 1, 2 : 지지대나 벽을 잡고 바로 서서 발을 20cm가량 벌리고 양 발뒤꿈치와 양 앞발을 번갈아 최대한 높이로 들었다 놨다를 1분간 한다.

발목 3 : 상기와 같이 양 발목을 동시에 좌우 옆으로 번갈아 가며 눕히는 운동이다. 좌로 눕힐 때는 왼발은 안쪽을 들고, 바른발은 바깥쪽을 든다. 1분간 하기로 한다. 발목도 될 수 있으면 360도 돌리지 말자.

■ 고관절 운동

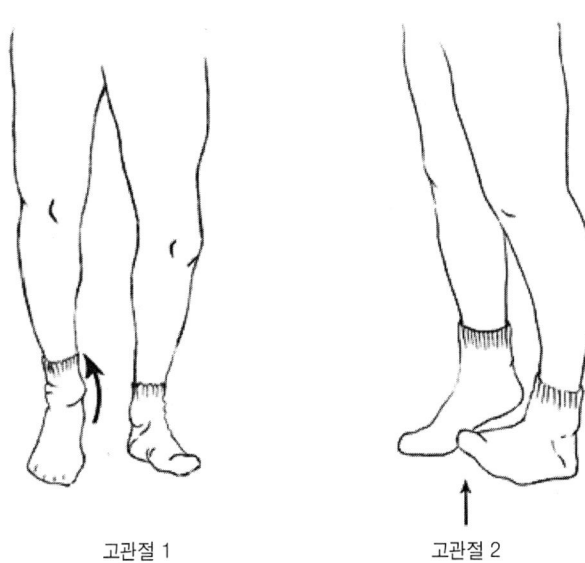

고관절 1   고관절 2

고관절1, 2 : 그림과 같이 바로 서서 20cm가량 양 옆으로 발을 벌리고, 양 손은 허리에 올려 놓고(힘들면 한 손으로 지지대를 붙잡거나 벽을 집어도 된다)한 쪽은 앞발을 들고 있는 상태에서 다른 발 뒤꿈치를 들었다 놨다 한다. 본 운동은 말 그대로 고관절과 허리를 움직여 주는 운동이므로 뒤꿈치를 들었다 놨다 할 때 무릎을 굽히지 말아야 한다. 4번씩 번갈아 하며 총 20회 하기로 한다. 대소변은 물론 정력, 발기부전, 요통에 효과적이다.

■ 허벅지 운동

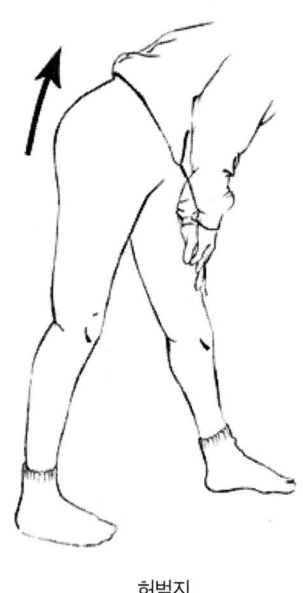

허벅지

허벅지 : 그림과 같이 다리를 앞뒤로 넓게 벌리되 굽히지 말고 쭉 펴고, 상체는 굽힐 수 있는 만큼 굽히고 손을 허벅지에 댄다. 그 상태에서 둔부를 위로 5초간 치켜든다.

앞다리 뒤 근육이 당기게 된다. 발은 지면에 붙이고 좌우 번갈아 10회씩 한다.

■ 춤추는 사슴

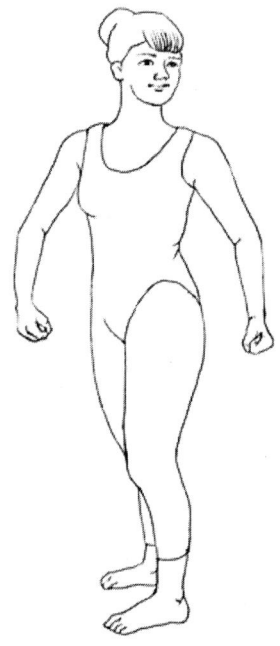

다리를 어깨 넓이만큼 벌려 바로 서서 양 발 10 발가락은 굽혀 지면을 누른다. 팔을 곧게 펴고 주먹을 쥐고 히프와 항문에 힘을 준 상태에서, 허리, 고개와 어깨, 몸통을 곧게 세우고 둔부와 다리를 축으로 좌우로 돌린다. 100번 하도록 한다. 본 운동은 힘이 드는 운동이므로 시작운동으로 하지 말고, 또한 처음에 100번 하기가 벅차면 무리하지 말고 점차 숙달하면서 운동량을 늘리도록 한다. 아래 허리 통증, 기운 없을 때 효과적이다.

■ 복부 척추 운동

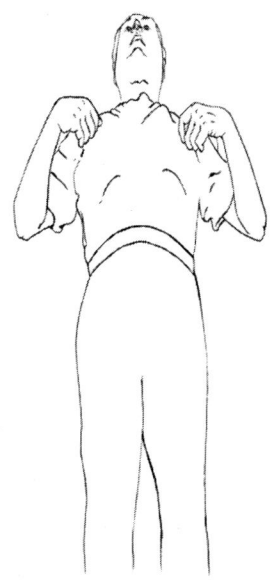

그림과 같이 베개 없이 반드시 누워 배꼽 밑 척추를 좌우로 1cm 미만씩 총 100회 움직여 준다. 이때 허리에서 완전히 힘을 빼고 가능하면 조금씩 부드럽게 천천히 움직이도록 한다.

■ 몸통 운동

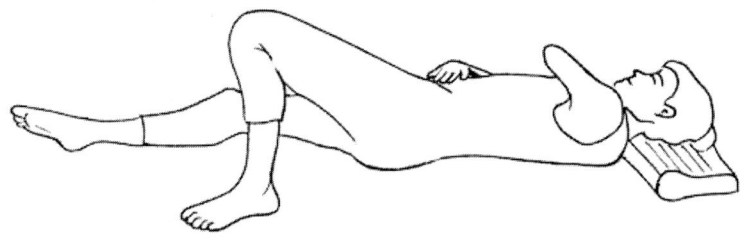

베개를 베고 바로 누운 자세에서 한 쪽 다리를 90도로 굽혀 밖으로 12cm 정도 내놓고 같은 쪽 어깨와 몸통, 엉덩이를 같은 높이로 치켜든다. 머리도 자연히 따라 움직인다. 몸통을 든 쪽 팔은 반대편 어깨를 살며시 잡고, 다른 팔은 손을 복부에 가볍게 올려놓는다. 이 자세로 1분에서 5분간 유지토록 하며, 자세를 바꿔 가며 한다. 이때 배에서 장이 움직이는 소리가 나면 더 있도록 한다. 그리고 몸을 든 쪽 높이를 높이고 낮추어 가며, 어떤 높이에서 장에서 많은 소리가 나는지를 파악하여 그 높이에서 머문다. 스트레스 해소, 소화불량 그리고 피로회복에 효과적이다.

■ 잠자는 용

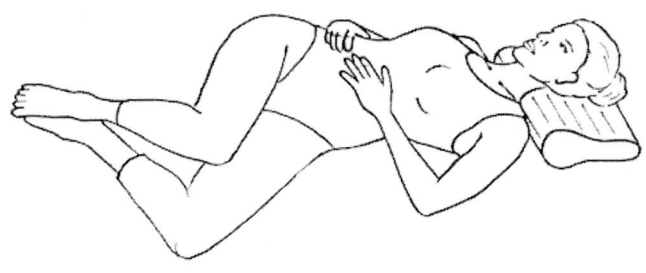

베개를 베고 바로 누워 두 다리를 직각으로 굽히고, 디리를 꼭 붙여 한 쪽 지면에 닿게 한다. 만약 처음에 다리가 지면에 닿기 힘들면, 눕히는 쪽 무릎 밑에 베개를 받쳐도 된다. 하지만 힘써 노력해 베개를 안 받치도록 하자. 이때 얼굴은 천장을 향하고, 두 팔은 손끝을 마주 보게 하여 손바닥을 배 위에 살짝 올려놓고, 지면에 닿은 몸통과 엉덩이는 살며시 지면을 누르도록 한다. 이 자세로 1분에서 5분씩 번갈아 유지하도록 한다. 소화불량, 허리 통증, 피로회복에 효과적이다.

■ 태아 자세

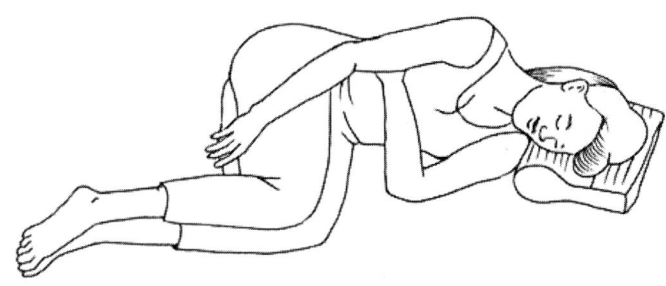

베개를 베고 옆으로 누워 그림과 같이 태아 자세를 취한다. 이때 밑에 있는 팔은 위쪽 옆구리에 살짝 올려놓고, 위에 있는 팔은 허벅지에 부드럽게 올려놓는다. 한 자세를 1분에서 5분씩 번갈아 가며 한다. 소화불량, 피로회복에 효과적이다.

■ 잠자는 사자

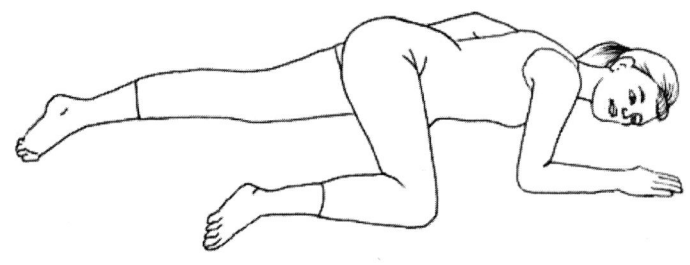

베개 없이 지면에 얼굴을 대고 엎드린 자세에서 한 쪽 다리를 90도 굽혀 지면에 붙이고, 팔은 편안히 위를 보게 한다. 반대편 팔은 부드럽게 늘어뜨린다. 지면에 닿아 있는 몸통은 살며시 지면을 누르도록 하자. 편안한 자세에서 1분에서 5분씩 유지하며, 번갈아 한다. 소화를 돕고, 기운 없을 때 효과적이다.

12 주인 잘못 만나 고생하는 몸

당연한 얘기겠지만, 본 병원에서 환자들을 위해 제조한 제품, 그리고 효과 있다고 하는 다른 회사의 보조 식품이나 운동 치료법 등은 환자들에게 권하기 전에 내가 먼저 해보고 검증하는 습관이 있다. 그러다 보니 자연히 주인을 잘못 만나 몸이 고생하는 일이 한두 번이 아니다. 웃지 못할 여러 사건들이 있었지만, 그 중에서도 특히 기억나는 일이 있다.

미 국경 근처 멕시코에서 사용하는 치료법 중에 과산화수소 치료라는 것이 있다. 아시다시피 옥시풀이라고 불리는 과산화수소는 몸 안에서 신진대사 중에 만들어져 병균을 죽이고 몸을 정화시키는 역할을 한다. 따라서 과산화수소를 우리 몸에 주입해서 산소를 많이 공급하여 몸속 세포들을 활성화시켜 암을 비롯한 각종 난치병을 치료한다는 것이다.

효과가 좋다고 선전하기에 다소 의아했지만 인터넷을 통해, 마실 수 있고 몸에 해롭지 않은 35%짜리 과산화수소 1리터를 샀다(일반 시중 소독약으로 파는 것은 공업용이기 때문에 마실 수 없다). 방법은 약 100cc 정도를 항문을 통해 유입시키는 것인데, 어느 토요일 저녁 관장기에 약 20cc정도 넣어서 시도해 보았다. 10cc정도 들어갔을까 했는데, 너무 심한 통증으로 중단할 수밖에 없었다. 변기에 앉아서 배설하는데 피가 쏟아지기 시작하는 게 아닌가? 깜짝 놀라

속히 증류수를 투입하여 희석시키고, 상처를 최대한으로 줄이도록 노력하느라 밤새 잠도 못 자고 한두 시간 간격마다 피를 쏟아야 하는 어려움을 겪었다. 2일간의 완전 금식(물도 안 마시는 금식)으로 다행히 무사하기는 했지만, 부주의하고 무식했음을 내 스스로 꾸짖고 내 몸에도 미안해 했다. 3%로 희석시켜 사용했어야 하는 것을 35%짜리를 직접 주입했으니 장이 타서 아프고 출혈했던 것이다.

위 치료법이 좋다 나쁘다를 떠나서 필자가 부주의하여 발생했던 불미스러운 일까지 말하는 것은, 환자들도 이런 실험 또는 좋다고 하는 제품들을 확신 없는 상태에서 초조한 마음에 사용할 가능성이 많기 때문이다. 세상에는 암에 좋다는 치료법들이 수없이 많다. 느릅나무 껍질, 영지버섯, 웅담, 굼벵이, 겨우살이, 별나무차, 선삼, 비타민 C 대량 요법, 열 치료법, 디탁스(장 청소법), 금식, 라이프 기계 등, 필자가 아는 것만도 120가지 이상이 된다. 물론 그들 나름대로 근거도 있고, 이런 것들로 큰 효과를 본 환자도 있을 것이다. 그러나 중요한 것은 이것만 의지하고 시간을 보내기엔 너무나 무모하다는 것이다. 효과를 본 사람이 있는가 하면 역효과를 내는 사람도 있기 때문에 처음 2주 동안은 자세히 살피고, 조금이라도 역효과 증상이 보이면 즉시 중단해야 한다. 혹시 명현 반응(그 물질로 인하여 몸이 좋아지려고 하는 일시적 부작용 현상)이 아닐까 하고 기다리기에는 암의 성질상 손해가 훨씬 많다는 것을 말해 두고 싶다.

암은 환경이 좋지 않을 땐 신속히 커진다. 다른 장기나 순환, 호르

몸 기관에 압력을 줄 정도로 커지면 합병 증세가 일어나 암을 제어하는 데 큰 장애가 된다. 따라서 본 한의원에서는 되도록 보조제를 사용치 않으려고 노력하지만, 부득이 해서 환자에게 처음 쓰는 약일 경우 매우 세심한 주의를 기울이고 있다. 만일 조금이라도 역반응이 생길 때는 가차없이 중단한다. 만약 호전반응 후 한달 동안 효과가 있다가 이유도 모르게 급히 악화된다 하더라도(이런 경우는 매우 드물지만), 당장 끊고 안정될 때까지 기다렸다가 조심스럽게 다시 시작한다. 그리하여 어떤 것이 문제를 일으켰는지 발견하여 그 성분은 제외시키며, 양을 조절할 때도 너무 많으면 독소가 되고 너무 적으면 효과가 크지 않다는 생각을 항상 갖고, 어느 정도가 알맞는지 찾아 내려 노력하고 있다.

한편, 지금도 많이 선전하는 것으로 PH(Potential of Hydrogen, 수소이온 농도) 밸런스라는 것이 있다. 우리 몸은 약알칼리성으로 유지되어야 한다. 그러므로 생활 환경과 식생활로 인해 점차 산성화되면서 인체 내 산성과 알칼리성의 비율이 올바르지 않으면 질병이 발생할 수 있기 때문에 알칼리성 성분을 섭취해야 한다. 그런데 알칼리성 성분을 섭취하는 가장 쉬운 방법으로 알칼리성 물을 마셔야 한다며 물에 타먹는 알칼리성 용액이 나오더니, 요즈음은 전기분해로 물을 알칼리성으로 만드는 여러 종류의 기기가 많이 나와 있다. 틀린 말도 아니며 근거도 있다.

그러나 우리 몸은 우리가 생각하는 것보다 훨씬 정교하여 모든 것이 자동 조절되게 되어 있다. 조절이 잘 안 되어 발생하는 질병에는 모자라는 것을 보충하려는 노력보다 몸 스스로 잘 조절될 수 있도록 도와주는 것이 더 현명한 방법이다. 물론 위급한 경우에는 인위적인 방법도 필요하다. 그러나 대체적으로 앞서 말한 인체가 좋아하는 일들을 하다 보면, 나도 모르게 저절로 조절되는 것을 경험하게 될 것이다. 우리 몸은 인위적이나 강제적으로 조절되도록 창조되지 않았음을 기억하기 바란다.

13 암 환자 하루 일과표

누누이 언급했지만, 암이란 바르지 않은 생활습관과 공해, 스트레스, 유해한 전자파와 자기 등이 오랜 세월 동안 쌓여 인체가 오염되어 발생한 전신 질병이다. 따라서 지금까지 해오던 생활습관을 버리고 몸을 깨끗이 해야 함은 물론, 장기간에 이루어진 병인 만큼 치료 후에도 면역력 강화를 위해 적어도 2년 이상 인내하며 꾸준히 노력해야 한다. 치료 기관이나 요양원에 입원해 있을 때에는 그곳의 규칙에 따라 생활해야겠지만, 여러 가지 이유로 집에서 투병 중이거나 치료 후 회복을 위해 노력하는 암 환자를 위해 앞서 언급한 사항들을 기본으로 하여 다음과 같은 하루 일과표를 만들어 보았다. 물론 이것이 최상의 일과표는 아닐 것이다. 하지만 지금까지 우리가 알고 있는 암의 원인과 치료법을 근거로 한 것이므로 일상 생활에 적용하여 많은 도움이 되길 바란다.

- 아침 6시 기상

- 눈 뜨자마자 '하나님 오늘도 아침에 눈을 뜨게 해주셔서 감사합니다.' 라는 기도를 한 후 2분 이상 손뼉 치며 크게 웃자. 웃으며 '난 반드시 나을 수 있다.' 는 긍정적인 마음으로 암에 걸리기 전의 활기차고 즐거웠던 때를 회상한다. 만약 남에게 피해가 된다면 소리 없이 크게 웃자.

- 일어나자 마자 물 한 컵을 마신다.
  그러나 암 환자에게 찬물은 해로우니 찬기가 가신 물을 마시도록 하자.

- 물 한 컵 마신후 대변 보는 습관을 기르자.

- 맑은 정신으로 30분간 성경 말씀을 읽도록 한다. 믿지 않는 분이라도 도움이 된다.

- 20-30분에 걸쳐 본 책에 나와 있는 요령대로 운동하자. 병석에 누워 있다면 의식이 있는 한 몸을 많이 움직이도록 하자.

- 적어도 20분 이상 한 시간 동안 햇볕을 쬐며 복식 호흡을 하며 걷는다(복식 호흡을 자주 하면 건강회복이 빨라진다). 걸으면서도 '난 반드시 나을 수 있다.' 는 긍정적인 마음을 가져야 하며, 이 세상 모든 것들이 나에게 도움을 주고 있다고 생각하면 옆에 지나 가는 사람, 풀 한 포기, 나무 한 그루, 날아 다니는 새에게도 감사한 마음에 모두가 반갑게 느껴진다.

- 투병 중에는 물론 치료 후 2년간은 면역력 향상을 위해 되도록 하루 2식 하기 바란다. 시간은 각자 취향대로 알맞게 정한다. 즉 오전 8시, 오후 1시, 저녁 굶기. 또는 오전 10시, 오후 4시, 저녁 굶기. 만약 직장인으로서 2식이 어렵다면 3식을 하되 소식하기 바란다.

- 식사 요령

  1. 식 전후 30분 이내엔 물을 마시지 않는다.
  2. 생야채나 과일 중 한 가지만 골라 매 끼 밥 먹기 전에 많이 먹는다.
  3. 들깨가루(참기름이나 들기름 중 한 티스푼을 먹어도 됨)를 한 숟가락씩 먹는다.
  4. 현미 잡곡밥을 3, 4가지 반찬과 함께 먹는다(고기와 생선은 제외). 되도록 반찬을 많이 먹고 밥은 적게 먹도록 한다. 2, 3번을 먼저 하면 밥은 자연히 많이 먹지 않게 된다.
  5. 식사 후 호두, 잣, 아몬드가 섞인 견과류를 10gr정도 먹는다.
  6. 씹을 때는 충분히 씹어 물같이 만든 후 삼킨다.
  7. 모든 음식은 유기농 재료로 하도록 하며, 식사할 때는 먹을 수 있도록 수고한 모든 이들에게 감사한 마음을 가지고 먹는다. 유기농이란 살충제, 제초제, 성장 촉진제 등을 사용하지 않는 재배 방법을 말한다. 또한 식기도 알루미늄, 플라스틱 용기보다 유리, 세라믹, 주물, 스테인리스 등의 용기를 사용하고, 플라스틱 랩을 씌운 채 전자 레인지로 조리할 시에는 고온에서 랩에 들어 있는 PVC, PE 같은 물질이 녹아 발암 물질로 변할 수 있으므로 쓰지 말아야 한다.
  8. 거듭 얘기하지만, 과식은 죽는 길이라 생각하고 절대 금해야 한다. 85% 채우는 것이 적당하다. 더 먹고 싶다고 생각될 때 숟가락을 놓자.
  9. 식후 양치질을 반드시 하자.
  10. 간식을 하지 말고, 물을 자주 마시도록 한다.

- 보조 영양제나 건강식품은 꼭 필요한 경우가 아니라면 가급적 삼가하자(양질의 소화제는 제외). 암 환자는 암 환자는 소화 기능은 물론 간 기능도 상당히 약화되어 있으므로 보조 영양제를 잘못 사용하면 득보다 실이 많기 때문이다. 소량 음식이라도 몸을 부지런히 움직여 소화 흡수가 잘되도록 한다면, 몸에 필요한 영양분을 충분히 섭취할 수 있다.

- 이기심, 질투, 시기, 비교하는 마음은 암 환자에겐 최대의 적이다. 우리는 언젠가는 반드시 죽는다. 설사 내일 죽는다 하더라도 좀 일찍 갈 뿐이다. 죽고 나서 남으로부터 손가락질 받지 않으려면 지금까지 나를 도와주고 사랑했던 사람들을 위해 내가 할 수 있는 일이 무엇인지 생각해 실천하기로 하자. 만약 그들이 멀리 떨어져 있다면 가까운 이웃을 위한 일은 무엇이 있는지 알아보자.

- 암 환자는 심히 피곤하지 않은 한 부지런히 움직여야 한다. 텃밭이 있으면 밭을 갈고, 뒷산이 있으면 뒷산에 오르고, 도시에 산다면 한 동네에서 함께 지냈던 이웃을 위해 아파트 단지나 집 주변 거리를 청소하자. 남을 위한 마음은 언제나 즐거움을 가져다 준다. 출근할 직장이 있다면 더더욱 즐겁게 일해야 할 것이다.

- 암 치료에 대한 지식을 쌓도록 한다.

- 오후 스스로 정한 시간에 아침과 비슷한 식사를 한다. 단, 반찬은 가능한 한 새로운 메뉴로 한다.

- 식사 후 각자에게 알맞은 취미 및 여가 생활을 하자. 그러나 컴퓨터 게임과 같은 중독성 강한 취미 생활은 하지 않기 바란다.

- 자기 전까지 시간을 정해 놓고 하루 6회 억지로라도 2분간 손뼉을 치며 크게 웃자. 항상 '나는 반드시 나을 수 있다.' 는 긍정적인 생각을 갖고, 주변에 방해가 되지 않는다면 큰 소리로 외친다. 코미디 영화나 프로그램을 보고 크게 웃는 것도 치료 방법 중의 하나이다. 많이 웃자. 즐거우면 분노와 시기가 사라져 마음이 편안해지며, 마음이 편안하면 병은 더 이상 우리를 괴롭히지 않는다.

- 창문을 열어 집안 공기를 자주 환원시키자.

- 오후 7, 8시경 오전에 했던 책에 나와 있는 운동을 30분간 반복하기로 한다.

- 하나님께 감사함을 느끼며, 고요한 마음으로 성경 말씀을 읽도록 한다.

- 잠들기 한 시간 전 온수 목욕을 한다.

- 하루를 지낸 과정과 몸 컨디션을 포함한 일기를 쓰면 나중에 큰 도움이 된다. 또한 감사한 일들도 기록하라. 감사할 때 치유의 기적이 일어 난다.

- 10시에 잠자리에 들며, '하나님 오늘도 하루를 무사히 지내게 해주셔서 감사합니다.' 라는 기도와 더불어 숙면을 취하도록 한다.

참고 자료

국가암정보센터 www.cancer.go.kr
보건 복지부와 통계청 자료
연세 암센터 통계 자료
OECD 한국지부 자료
『황제내경』
『동의보감』
The Prevention of all Cancers (2004), Dr. Hulda Clark
Confessions of Medical Heretic (1991), Dr. Robert Mendelsohn
A Cancer Therapy (1958), Dr. Max Gerson
www.tamarahanson.com, Tamara W. Hanson